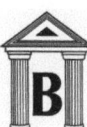

Peter Hartwich ♦ Arnd Barocka (Hrsg.)

Schizoaffektive Psychosen

Diagnostik und Therapie

Mit Beiträgen von:
J. Angst, D. Dietrich, H. Emrich, H. Gerhardt, M. Grube, P. Hartwich,
A. Marneros, K. Maurer, C. Mischnick, B. Pflug, F. Poustka,
M. Preisig, J. Röder, B. Schneider, D. Schone, D. Seehuber

Verlag Wissenschaft & Praxis

Bibliografische Information der Deutschen Bibliothek

Die Deutsche Bibliothek verzeichnet diese Publikation in der Deutschen Nationalbibliografie; detaillierte bibliografische Daten sind im Internet über http://dnb.ddb.de abrufbar.

ISBN 3-89673-255-2
© Verlag Wissenschaft & Praxis
Dr. Brauner GmbH 2005
D-75447 Sternenfels, Nußbaumweg 6
Tel. 07045/930093 Fax 07045/930094

Alle Rechte vorbehalten

Das Werk einschließlich aller seiner Teile ist urheberrechtlich geschützt. Jede Verwertung außerhalb der engen Grenzen des Urheberrechtsgesetzes ist ohne Zustimmung des Verlages unzulässig und strafbar. Das gilt insbesondere für Vervielfältigungen, Übersetzungen, Mikroverfilmungen und die Einspeicherung und Verarbeitung in elektronischen Systemen.

Wichtiger Hinweis – Produkthaftung: Der Verlag kann für Angaben über Dosierungsanweisungen und Applikationsformen keine Gewähr übernehmen. Da trotz sorgfältiger Bearbeitung menschliche Irrtümer und Druckfehler nie gänzlich auszuschließen sind, müssen alle Angaben zu Dosierungen und Applikationen vom jeweiligen Anwender im Einzelfall auf ihre Richtigkeit überprüft werden.

Die Wiedergabe von Gebrauchsnamen, Handelsnamen, Warenbezeichnungen usw. in diesem Werk berechtigt auch ohne besondere Kennzeichnung nicht zu der Annahme, daß solche Namen im Sinne der Warenzeichen- und Markenschutz-Gesetzgebung als frei zu betrachten wären und daher von jedermann benutzt werden dürften.

Printed in Germany

Vorwort

Die schizoaffektiven Psychosen konfrontieren uns Ärzte mit schwerwiegenden diagnostischen, therapeutischen und menschlichen Problemen. Da sie ursprünglich anhand von „Zwischen"-fällen wahrgenommen wurden, also von Fällen, die nicht in der Dichotomie „affektiv-schizophren" aufgingen, bleibt eine gewisse Unsicherheit der diagnostischen Entscheidung immer bestehen, ja sie scheint für diese Diagnose fast konstitutiv zu sein. Diese Unsicherheit wird illustriert und verstärkt durch die Tatsache, daß die offiziellen Klassifikationen ICD-10 und DSM-IV die nosologische Position der schizoaffektiven Psychosen unterschiedlich festlegen, während die besten Kenner der Sachlage uns gleichzeitig darauf hinweisen, daß die offiziellen Klassifikationen in dieser Hinsicht ohnehin unzulänglich und ergänzungsbedürftig sind. Schließlich kommen so genannte atypische Symptomkonstellationen, Verläufe und Mischzustände bei schizoaffektiven Psychosen häufig vor und erschweren die Diagnostik.

Die Therapie ist durch die Vielfalt und den häufigen Wechsel der Symptomatik erschwert. Zu therapeutischen Konzepten gelangt man meist durch Übertragung der Konzepte verwandter „reiner" Krankheitsbilder wie der Schizophrenie, der Depression und der bipolaren Störung auf die schizoaffektive Psychose. Aber wann man welches Konzept oder welche Konzepte in welcher Gewichtung zum Einsatz bringen soll, ist nicht immer leicht zu entscheiden.

Die Situation wird noch komplizierter durch Fortschritte der Therapie im Bereich der Schizophrenie und im Bereich der bipolaren affektiven Störung. Diese Fortschritte stellen natürlich auch eine Chance für die Behandlung der schizoaffektiven Psychosen dar. Die Einführung der atypischen Neuroleptika in der Behandlung von Schizophrenie und bipolarer affektiver Störung sowie die Erweiterung der stimmungsstabilisierenden Substanzen um zusätzliche Antikonvulsiva hat auch die medikamentöse Therapie der schizoaffektiven Psychosen verändert.

Das Prinzip der Übertragung der Therapiekonzepte von verwandten „reinen" Störbildern gilt auch für die Psychotherapie. Hier kann man am besten anhand von detaillierten kasuistischen Darstellungen Wirkung und Plastizität der jeweiligen psychopathologischen und psychodynamischen Faktoren im Therapieverlauf verfolgen.

Für Patienten und Angehörige ist die Erkrankung in vielen Fällen eine kaum zu ertragende Last trotz der immer wieder festgestellten besseren Prognose. Dies hängt mit den vielen Gesichtern der Krankheit zusammen, die dem Kranken das Vertrauen in die eigene Identität schwinden lassen und seine Beziehungen zu Mitmenschen stören oder auch zerstören. Eine Planung über den jeweiligen Moment hinaus scheint kaum mehr möglich. Das gilt für relativ triviale Dinge wie Planung eines Urlaubs genauso wie für Lebensplanung, Ausbildung, berufliche Vorhaben und Entwurf der persönlichen Entwicklung.

Die Herausgeber sahen es deshalb als eine wichtige Aufgabe an, die besten Forscher und Kenner dieser Materie im Raum der deutschsprachigen Psychiatrie zu einer aktuellen Standortbestimmung einzuladen.

In der vorliegenden Buchpublikation werden die überarbeiteten und wesentlich erweiterten Vorträge des 10. Frankfurter Psychiatrie-Symposions vorgelegt. Dargestellt werden das Konzept der Erkrankung in historischer Entwicklung, der klinische Standort und Verlaufsuntersuchungen. Ausführlich werden pharmakologische Behandlungsverfahren einschließlich der Prophylaxe diskutiert. Zusätzlich werden psychodynamische Ansätze im Rahmen der Ätiopathogenese und vor allem des therapeutischen Vorgehens ergänzt. Wichtig war es uns, zwei grundlegende Forschungsarbeiten zu diesem Gebiet aus dem Schweizer Archiv für Neurologie und Psychiatrie von Jules Angst zusätzlich mit aufzunehmen. Ein derzeit umfassender Überblick über Erkrankung, Verlauf und Behandlung wurde damit erreicht.

Arnd Barocka und Peter Hartwich

Inhalt

Autoren 9

ANDREAS MARNEROS
Das Konzept der schizoaffektiven Psychosen 11

FRITZ POUSTKA
Besonderheiten schizoaffektiver Psychosen im Kindes- und Jugendalter.. 39

PETER HARTWICH
Zur Psychodynamik und Psychotherapie schizoaffektiver Psychosen 47

JULES ANGST, MARTIN PREISIG
Course of a clinical cohort of unipolar, bipolar and schizoaffective
patients. Results of a prospective study from 1959 to 1985 77

JULES ANGST, MARTIN PREISIG
Outcome of a clinical cohort of unipolar, bipolar and schizoaffective
patients. Results of a prospective study from 1959 to 1985 103

JUDITH RÖDER, BURKHARD PFLUG
Übergang schizophrener Psychosen im Langzeitverlauf
in bipolare Störungen 121

KONRAD MAURER, BARBARA SCHNEIDER
Die Bedeutung der pharmakologischen Behandlung
bei schizoaffektiven Psychosen 131

DETLEF E. DIETRICH, CLAUDIA MISCHNICK, HINDERK M. EMRICH
Aspekte der Affektregulation und (funktionellen) Bildgebung bei
(schizo-)affektiven Psychosen 143

MICHAEL GRUBE, DIETMAR SEEHUBER
Psychodynamische Aspekte schizoaffektiver Psychosen
an Fallbeispielen – ein Workshopbericht 179

HEIKE GERHARDT, DIETER SCHONE
Anamneseerhebung bei chronisch rezidivierenden psychischen
Erkrankungen mit Hilfe von Life charts 189

Autoren

Angst, Jules, em. Prof. Dr., Psychiatrische Universitätsklinik Zürich, Forschungsdirektion, P.O. Box 68, CH-8091 Zürich

Dietrich, Detlef E., Priv.-Doz. Dr. med., Oberarzt der Abteilung Klinische Psychiatrie und Psychotherapie der Medizinischen Hochschule Hannover, Carl-Neuberg-Straße 1, 30625 Hannover

Emrich, Hinderk M., Prof. Dr. med. Dr. phil., Leiter der Abteilung Klinische Psychiatrie und Psychotherapie der Medizinischen Hochschule Hannover, Carl-Neuberg-Straße 1, 30625 Hannover

Gerhardt, Heike, Leiterin der Institutsambulanz der Klinik Hohe Mark des Deutschen Gemeinschafts-Diakonieverbandes GmbH, Friedländerstraße 2, 61440 Oberursel

Grube, Michael, Dr. med., Oberarzt der Klinik für Psychiatrie und Psychotherapie, Städt. Kliniken, Gotenstraße 6-8, 65929 Frankfurt am Main-Höchst

Hartwich, Peter, Prof. Dr. med., Chefarzt der Klinik für Psychiatrie und Psychotherapie, Städt. Kliniken, Gotenstraße 6-8, 65929 Frankfurt am Main-Höchst

Marneros, Andreas, Prof. Dr. med. Dr. h.c., Direktor der Klinik und Poliklinik für Psychiatrie und Psychotherapie, Psychiatrische Universitätsklinik Halle, 06097 Halle/Saale

Maurer, Konrad, Prof. Dr. med., Direktor der Klinik für Psychiatrie und Psychotherapie, Klinikum der J.W.-Goethe-Universität Frankfurt am Main, Heinrich-Hoffmann-Straße 10, 60528 Frankfurt am Main

Mischnick, Claudia, Abteilung Klinische Psychiatrie und Psychotherapie der Medizinischen Hochschule Hannover, Carl-Neuberg-Straße 1, 30625 Hannover

Pflug, Burkhard, Prof. Dr. med., em. Leiter der Abteilung Klinische Psychiatrie II, Klinikum der J.W.-Goethe-Universität Frankfurt am Main, Heinrich-Hoffmann-Straße 10, 60528 Frankfurt am Main

Poustka, Fritz, Prof. Dr. med., Klinik für Psychiatrie und Psychotherapie des Kindes- und Jugendalters, Klinikum der J.W.-Goethe-Universität Frankfurt am Main, Deutschordenstraße 50, 60590 Frankfurt am Main

Preisig, Martin, M. D., Dr. med., Psychiatrische Klinik der Universität, Site de Cery, Prilly-Lausanne, Switzerland, Chemin de la Rueyre 55, 1008 Jouxtens-Mézery

Röder, Judith, Ärztin, Kliniken des Main-Taunus-Kreises, Hofheim, Lindenstraße 10, 65719 Hofheim

Schneider, Barbara, Dr. med., Klinik für Psychiatrie und Psychotherapie, Klinikum der J.W-Goethe-Universität Frankfurt/Main, Heinrich-Hoffmann-Straße 10, 60528 Frankfurt/Main

Schone, Dieter, Dr. med., Oberarzt der Abteilung Psychotherapie der Klinik Hohe Mark des Deutschen Gemeinschafts-Diakonieverbandes GmbH, Friedländerstraße 2, 61440 Oberursel

Seehuber, Dietmar, Dr. med., Chefarzt der Abteilung Sozialpsychiatrie und Suchtmedizin der Klinik Hohe Mark des Deutschen Gemeinschafts-Diakonieverbandes GmbH, Friedländerstraße 2, 61440 Oberursel

ANDREAS MARNEROS

Das Konzept der schizoaffektiven Psychosen[1]

Kämpfe um eine klinische Realität

Die Existenz der klinischen Realität „schizoaffektive Erkrankungen" (ungeachtet der unterschiedlichen Namen, Bezeichnungen und Begriffe), d.h. also das Existieren von psychopathologischen Konstellationen, die sich sowohl aus schizophrenen als auch aus depressiven oder manischen Symptomen zusammensetzen, wird von niemandem geleugnet. Aber manchmal wurde im letzten Jahrhundert dogmatisch, ideologisch oder polemisch kontrovers diskutiert, ob solche Konstellationen

- eine Variation der Schizophrenie,
- eine Variation der affektiven Erkrankungen,
- eine unabhängige nosologische Entität,
- ein psychotisches Kontinuum zwischen Schizophrenie und affektiven Erkrankungen,
- eine Komorbidität von schizophrenen und affektiven Erkrankungen oder
- eine heterogene Gruppe von Psychosen sind.

Die Geschichte der Evolution des Konzeptes der schizoaffektiven Erkrankungen stellt auch eine Widerspiegelung der Veränderungen der verschiedenen Konzeptionen für Schizophrenie und für affektive Erkrankungen dar, wie Mario Maj (1984) bemerkte. Aber nicht nur das. Im deutschsprachigen Raum ist es auch die Geschichte der jeweiligen Dominanz von bestimmten theoretischen oder auch klinischen psychopathologischen Konzepten und deren Auslegung. Die Frage: „Gibt es die schizoaffektiven Psychosen?", die einige stellten, meinte nicht ihre reale klinische Existenz – die klinische Visite am Krankenbett konnte die Frage leicht beantworten –, sondern damit war vor allem gemeint: „Sind sie nicht auch Schizophrenien?" Eine Frage – oder manchmal ein Glaubensbekenntnis –, die hauptsächlich durch die

---

[1] Dieses Manuskript basiert vorwiegend auf Kapiteln des Buches: A. Marneros (2004): Das neue Handbuch der bipolaren und depressiven Erkrankungen; Thieme-Verlag Stuttgart.

Auslegung von vier Prinzipien der deutschsprachigen Psychopathologie bestimmt war:

Das Dichotomieprinzip Emil Kraepelins: Aufteilung der „endogenen" Psychosen in Dementia praecox und manisch-depressives Irresein.

Das Hierarchische Prinzip (Schichtenregel) Karl Jaspers': „Das Auftreten von schizophrenen Symptomen relativiert die diagnostische Bedeutung einer manisch-depressiven Symptomatik."

Das Differentialtypologische Prinzip Kurt Schneiders: „In der Psychiatrie gibt es keine Differentialdiagnose, sondern eine Differentialtypologie."

Das Primat der Grundsymptome Eugen Bleulers: Zu den Gruppen der Schizophrenien gehören alle „endogenen" Psychosen, die Grundsymptome der Schizophrenie aufweisen, ungeachtet anderer Merkmale.

Die Relativierung und teilweise Überwindung der genannten Prinzipien macht heute die Frage: „Gibt es die schizoaffektiven Psychosen?" zu einem befremdniserregenden Anachronismus – trotz der noch unbeantworteten Frage ihrer nosologischen Zuordnung.

Geschichtliche Entwicklung

Die Bezeichnung „schizoaffektive Psychose" selbst wurde im Jahr 1933 geboren. Vater des Begriffes ist der amerikanische Psychiater John Kasanin, der durch seinen Artikel im American Journal of Psychiatry *„The Acute Schizoaffective Psychoses"* Namensgeber geworden war. In diesem Artikel beschrieb er nur neun Fälle von relativ jungen Patienten (in den Zwanzigern oder Dreißigern) in gutem allgemeinen Zustand und mit guter sozialer Adaptation, die plötzlich jedoch eine dramatische Psychose entwickelten, die sowohl aus „schizophrenen" als auch aus „affektiven" Symptomen bestand. Widrige psychosoziale Zustände fungierten als prädisponierende Faktoren. Manche der Patienten hatten eine positive familiäre Belastung mit affektiven Erkrankungen. Die Erkrankung und die Symptomatik bildeten sich innerhalb von wenigen Wochen oder wenigen Monaten zurück. Die psychotischen Inhalte sind nach Ansicht Kasanins psychoanalytisch auf der psychosexuellen Ebene interpretierbar. Insgesamt haben diese Psychosen einen ganz anderen Ausgang als Kraepelins Dementia praecox, einen guten also.

Betrachtet man die Beschreibungen Kasanins, dann ist erkennbar, daß die von ihm beschriebenen schizoaffektiven Psychosen nur wenig zu tun haben mit dem Erscheinungsbild, das wir heute als schizoaffektive Psychose bezeichnen; sie ähneln vielmehr der „Bouffée délirante" der französischen Psychiatrie, der „reaktiven Psychosen" der skandinavischen Psychiatrie oder den „schizophrenieähnlichen Emotionspsychosen" der deutschsprachigen Psychiatrie (siehe auch Pichot 1986, Strömgren 1986, Marneros 1989, Marneros und Pillmann 2004).

Nur der Begriff „schizoaffektiv" ist von der Konzeption Kasanins übriggeblieben. Was man heute unter schizoaffektiven Psychosen versteht, ist viel mehr mit der Beschreibung der „Zwischen-Fälle" von Kurt Schneider verwandt als mit den schizoaffektiven Psychosen Kasanins. Kurt Schneider schreibt in seiner klinischen Psychopathologie, die zum ersten Mal im Jahre 1950 erschienen ist:

„Von wirklichen Zwischen-Fällen möchten wir nur dann reden, wenn sich die Differentialtypologie Schizophrenie oder Zyklothymie nicht entscheiden läßt, mit anderen Worten: wenn sich beide Diagnosen mit gleichem Recht verteidigen lassen, wobei man in diesen symptomatisch uncharakteristischen Fällen eben auch den Verlauf bewerten wird. Natürlich gehen diese Zwischen-Fälle aber ohne scharfe Grenze zu den bloß atypischen Schizophrenien und Zyklothymien über. Es ist oft Sache der klinischen Auffassung, ob man noch von atypischer Schizophrenie und Zyklothymie oder schon von einem Zwischen-Fall reden will.

Eine nähere Betrachtung der Zwischen-Fälle und der angrenzenden atypischen Bilder und Verläufe ergibt folgende Typen. Die Diagnose kann unentscheidbar sein, sei es (hic et nunc) bei der gegenwärtigen Untersuchung, sei es auf die Dauer, weil Symptomatik und Verlauf nicht eindeutig für Schizophrenie oder Zyklothymie sprechen und beide Diagnosen gleich viel für sich haben. Eine Spezialform ist das Abwechseln schizophrener und zyklothymer Episoden, doch scheint es selten vorzukommen, daß, nachdem schon einmal eine schizophrene Episode da war, wieder eine zyklothyme kommt. Ferner kann die Diagnose zwar einigermaßen entscheidbar, aber doch das Mitklingen einer andersartigen Symptomatik unverkennbar sein. Die Episoden können im wesentlichen schizophren sein, aber bei zyklothym anmutender Gefühlsverfassung, die auch teils in manischer, teils depressiver Färbung wellenartig den ganzen Verlauf durchziehen kann. Oder das

Bild ist im wesentlichen zyklothym, die Episoden jedoch zeigen auf ihrer Höhe eine schizophrene Färbung. Naturgemäß sind es in erster Linie periodische Formen („zirkuläres Irresein"), welche diese Schwierigkeiten machen, doch gibt es ja alle Übergänge zu mehr oder weniger chronischen Psychosen. Unter den zyklothymen Formen steht der Typus der vitalen Depression am weitesten ab von den Schizophrenien. Daß es keine vitale Manie zu geben scheint, ist ein Grund dafür, daß die zyklothyme Manie durchschnittlich schwerer von einer manischen Schizophrenie zu trennen ist als eine zyklothyme Depression von depressiven Schizophrenien. Daß sich Zyklothymie und Schizophrenie grundsätzlich nur typologisch unterscheiden lassen, sei noch einmal betont. In den allermeisten Fällen kann man sich aber eindeutig zum einen oder anderen Typus entscheiden. Auch das heißen wir eine Diagnose." (K. Schneider 1980).

Es sei an dieser Stelle angemerkt, daß der Begriff „Zyklothymie" bei Kurt Schneider „manisch-depressive Erkrankung" bedeutet.

Als John Kasanin 1933 in den Vereinigten Staaten den Psychosen mit schizophrener und manisch-depressiver gemischter Symptomatik die Bezeichnung „schizoaffektiv" gab, waren sie in Europa schon längst bekannt. Manche Beschreibungen von Aretäus von Kappadokien lassen Krankheitsbilder erkennen, die man heute als „schizoaffektiv" bezeichnen würde („*Über Ursachen und Symptome der chronischen Krankheiten*" Buch 1, Kapitel V, VI). Abgesehen von den Beschreibungen der Verfechter einer „Einheitspsychose" (vgl. Mundt und Saß 1992), bei denen die „gemischten" psychopathologischen Bilder wichtige Bestandteile ihres Konzeptes waren, kann die ursprüngliche Konzeption einer Erkrankung, die den schizoaffektiven Psychosen entspricht, auf Karl Kahlbaum (1863) zurückgeführt werden. In seinem schon zitierten Buch „Die Gruppirung der psychischen Krankheiten und die Eintheilung der Seelenstörungen. Entwurf einer historisch-kritischen Darstellung der bisherigen Eintheilung und Versuch zur Anbahnung einer empirisch-wissenschaftlichen Grundlage der Psychiatrie als klinische Disziplin" findet man im Konzept der „Vesania typica" psychopathologische Bilder, die als schizoaffektive Psychosen bezeichnet werden können. Kahlbaum beschreibt melancholische und manische Episoden im Verlauf von Erkrankungen, die – nach heutiger Nomenklatur – eine schizophrene Symptomatik aufweisen, etwa die „Melancholische Verrücktheit", die „Melancholische Verwirrtheit" oder der „Melancholische Blödsinn" oder auch „Manie" mit „Verrücktheit" oder mit „Blödsinn". Diese Zustände treten in unterschiedlicher „Varietät" bei der „Vesania typica", darunter auch der „Varietas circularis", auf.

Selbst Kraepelin erkannte, daß sein Dichotomiekonzept (Teilung der sogenannten endogenen Psychosen in Dementia praecox und manisch-depressives Irresein) keine starre Grenze hatte. Gleich mit der Entstehung des Begriffes des „manisch-depressiven Irreseins" im Jahre 1899 beschrieb Kraepelin selbstkritisch einen Zwischenbereich zwischen Dementia praecox und manisch-depressiver Erkrankung, der sowohl querschnittsmäßig als auch längsschnittsmäßig zwischen den beiden Bereichen lag (Kraepelin 1899, „Die klinische Stellung der Melancholie").

Kraepelin kannte nämlich die psychopathologischen Zustände, die sowohl Elemente des manisch-depressiven Irreseins als auch der Dementia praecox hatten und eine von der Dementia praecox abweichende Verlaufsdynamik zeigten. Genau wie er seine Ansichten über die sogenannte „Involutionsmelancholie" (die er als selbständige Einheit betrachtete) durch die Ergebnisse der Arbeit seines Schülers Dreyfus (1907) korrigierte, so akzeptierte er auch die Befunde eines anderen Schülers von ihm, nämlich von Zendig. Zendig hat im Jahre 1909 in seiner Arbeit „Beiträge zur Differentialdiagnose des manisch-depressiven Irreseins und der Dementia praecox" gezeigt, daß aus dem Krankengut Kraepelins ca. 30% der Patienten, die nach den kraepelinschen Richtlinien der Dementia praecox zuzuordnen waren, dennoch einen günstigen Verlauf hatten. Kraepelin sah in diesen Fällen eine Schwäche seines Dichotomiekonzeptes. In seiner sehr wichtigen Arbeit von 1920, „Die Erscheinungsformen des Irreseins", schreibt er: „Kein Erfahrener wird leugnen, daß die Fälle unerfreulich häufig sind, in denen es trotz sorgfältigster Beobachtung unmöglich erscheint, hier zu einem sicheren Urteil zu gelangen" (nämlich zwischen manisch-depressivem Irresein und Dementia praecox zu unterscheiden).

Ein paar Zeilen weiter zieht er sogar die differentialdiagnostischen Kriterien für die beiden Gruppen in Zweifel: „Es gibt aber offenbar ein immerhin ziemlich ausgedehntes Gebiet, auf dem jene Kennzeichen versagen, sei es, daß sie nicht eindeutig ausgeprägt sind, sei es, daß sie sich als unzuverlässig erweisen."

Dann, auf der nächsten Seite, macht Kraepelin einen entscheidenden – für ihn sicherlich nicht leichten – Schritt: „Wir werden uns somit an den Gedanken gewöhnen müssen, daß die von uns bisher verwerteten Krankheitszeichen nicht ausreichen, um uns die zuverlässige Abgrenzung des manisch-depressiven Irreseins von der Schizophrenie unter allen Umständen zu ermöglichen, daß viel mehr auf diesem Gebiet Überschneidungen vorkommen, die auf dem Ursprung der Krankheitserscheinungen aus gegebenen Vorbedingungen beruhen" (Kraepelin 1920).

Eugen und Manfred Bleuler kannten und beschrieben auch die schizoaffektiven Psychosen, die sie „Mischpsychosen" nannten. Konform jedoch zu ihrer Konzeption und nach dem schon genannten Prinzip des Primates der Grundsymptome ordneten sie diese der Gruppe der Schizophrenien zu (E. Bleuler 1911, M. Bleuler 1972). Erst der Schüler von Manfred Bleuler, Jules Angst, gruppierte die „Mischpsychosen" im Jahre 1966 zusammen mit den affektiven Erkrankungen.

Zahlreiche Publikationen, vor allem in den zwanziger und dreißiger Jahren, beschrieben die Eigenschaften der sogenannten Mischpsychosen oder stellten das Dichotomiekonzept von Kraepelin in Frage – nicht nur diejenigen, die der Linie Wernickes, Kleists und Leonhards folgten, sondern auch die Tübinger Schule von Kretschmer, die Wiener Schule von Wagner von Jauregg, wie auch Paul Schröder u.a.

Aber auch in Nordamerika, lange vor Kasanin, wurden ähnliche Erkrankungen beschrieben, etwa von Kirby (1913) oder Hoch (1921) (vgl. auch Maj 1984). Drei Jahre nach der namensgebenden Veröffentlichung Kasanins publizierten Hunt und Appel (1936) eine Studie, bei der sie alle Patienten, die von 1919 bis 1929 im Pennsylvania-Hospital mit gemischten schizophrenen und affektiven Syndromen behandelt worden waren, verglichen. Die Autoren fanden doppelt so häufig Remissionen wie bei den reinen Schizophrenien, aber einen schlechteren Ausgang als bei manisch-depressiven Erkrankungen.

Im Jahre 1963 setzte Vaillant die „remittent schizophrenia" gleich mit schizoaffektiven Erkrankungen: „Fast jeder schizophrene Patient, der remittiert, kann auch als schizoaffektiv diagnostiziert werden." (Vaillant 1963).

Die nosologische Kontroverse

Das Jahr 1966 war nicht nur für die Erforschung von bipolaren und depressiven affektiven Erkrankungen ein gutes Jahr, sondern auch für die Erforschung der schizoaffektiven Erkrankungen. In der schon vielzitierten Monographie von Jules Angst wurden nämlich die schizoaffektiven Erkrankungen aus der Gruppe der Schizophrenien abgetrennt und als „Mischpsychosen" in der Gruppe der affektiven Erkrankungen mituntersucht. Ein mutiger

Schritt von Jules Angst, weil er damit von den Ansichten seines Lehrers Manfred Bleuler abwich, der in der Tradition seines Vaters Eugen Bleuler die schizoaffektiven Erkrankungen (die Mischpsychosen) als eine Form innerhalb der „Gruppe der Schizophrenien" betrachtete. Durch die Arbeit von Jules Angst wurde die Verwandtschaft der schizoaffektiven zu den depressiven und bipolaren affektiven Erkrankungen zum ersten Mal empirisch und systematisch untersucht und dokumentiert.

In Amerika hat die Gruppe, die schon zu der Unterscheidung zwischen bipolaren und depressiven affektiven Erkrankungen erheblich beigetragen hatte, nämlich die Gruppe der Washington University in St. Louis um George Winokur und Paula Clayton, auch zu der Entwicklung des Konzeptes der schizoaffektiven Erkrankungen Wesentliches geleistet.

Nach Verlaufsuntersuchungen kamen Clayton und Mitarbeiter (1968) zu der Schlußfolgerung, daß aufgrund des guten Verlaufes und der guten Prognose der schizoaffektiven Erkrankungen sie einfach eine Variante der affektiven Erkrankungen darstellen. Auch andere Publikationen aus der Winokur-Gruppe (Fowler et al. 1972) kamen zu ähnlichen Ergebnissen. Darüber hinaus verfestigten die inzwischen gewonnenen Erkenntnisse zur Wirkung von Lithium, später auch von Carbamazepin, Valproat und anderen Antikonvulsiva bei der Prophylaxe von schizoaffektiven Psychosen immer mehr die Meinung, daß sie am ehesten mit den affektiven Erkrankungen verwandt sind.

Trotz alledem blieb die Diagnose „schizoaffektive Erkrankung" bis zum Ende der 80er Jahre in vielen Kliniken ein Tabu. Selbst der Hauptautor dieses Werkes hatte sich, als er im Jahr 1981 die „Köln-Studie" konzipierte (Marneros et al. 1991a), als Hauptziel derer gesetzt zu beweisen, daß die schizoaffektiven Erkrankungen nichts anderes sind als Schizophrenien (daß es sie also „nicht gibt"). Erst die gewonnenen Befunde bewegten ihn zur Revidierung der vorgefaßten Meinung und zu einem Kurswechsel.

Es ist spannend und gleichzeitig aufschlußreich, die Entwicklung der Klassifikation der schizoaffektiven Psychosen in der ICD und im DSM zu verfolgen. Es widerspiegelt auch den Wandel psychiatrischer Diagnosen im Verlauf der Zeiten.

Das DSM beschreibt in seiner ersten Auflage 1952 (APA 1952) unter den „schizophrenen Reaktionen" einen „schizoaffektiven Typ". Die vom DSM-I verwendeten Kriterien zur Beschreibung des „schizoaffektiven Typs" sind aber schon abweichend von Kasanins Kriterien. Man findet z.B. überhaupt nicht die Kriterien „plötzliches Auftreten", „Kürze der Episoden" oder „Vollremission".

Das DSM-II, das 16 Jahre später veröffentlicht wurde (APA 1968) kannte eine Kategorie „Schizophrenie, schizoaffektiver Typ". Die Definition dieser Kategorie war jedoch sehr kurz und sehr unverbindlich. Zu dieser Gruppe gehörten danach Patienten, die ein Gemisch von schizophrenen Symptomen und deutliche Exaltation oder Depression aufwiesen.

Im gleichen Jahr, in dem das DSM-II publiziert wurde, erschien auch die ICD-8. Die schizoaffektiven Psychosen wurden darin nicht einmal erwähnt.

Zehn Jahre später wurde der Entwurf zum DSM-III unter der Leitung von Robert Spitzer veröffentlicht. Der publizierte Entwurf zum DSM-III beinhaltete eine besondere Kategorie „schizoaffektive Störungen", völlig getrennt von den „schizophrenen Störungen". Die in dem Entwurf empfohlenen diagnostischen Kriterien waren:

„Ein depressives manisches Syndrom ..., das vorausgeht oder sich gleichzeitig mit bestimmten psychotischen Symptomen entwickelt, die als inkompatibel mit einer reinen affektiven Störung gelten."

Die Schwierigkeiten, die die Autoren des DSM-III-Entwurfes hatten, spiegeln sich in den folgenden Sätzen wider: „Der Begriff 'schizoaffektiv' wurde in unterschiedlicher Weise verwendet ... zum jetzigen Zeitpunkt besteht eine Kontroverse darüber, ob die schizoaffektive Störung eine Variante der affektiven Störungen, eine Variante der Schizophrenie, eine dritte unabhängige nosologische Entität oder ob sie einen Teil eines Kontinuums zwischen reinen affektiven Störungen und reiner Schizophrenie darstellt. Die getrennte Kategorisierung der schizoaffektiven Psychosen ist nach Meinung der Autoren dadurch gerechtfertigt, daß „eine zunehmende Evidenz besteht, daß Menschen mit einem Gemisch von „affektiven" und „schizophrenen" Symptomen im Vergleich zu Patienten mit Schizophrenie eine bessere Prognose haben, eine Tendenz zu akutem Beginn und Ende, größere Chancen zur Erlangung des prämorbiden Funktionsniveaus und keine Häufung von Schizophreniefällen in der Familie ...".

Zwei Jahre später, in der endgültigen Auflage des DSM-III (APA 1980), wurde die oben beschriebene Kategorie praktisch eliminiert. Im Gegensatz dazu wurden die manische und die depressive Episode bereichert durch Fälle „mit stimmungs-inkongruenten psychotischen Merkmalen". Diese Fälle gehörten nach dem DSM-III-Entwurf zu den schizoaffektiven Erkrankungen. Zwar wurde im DSM-III formell eine Kategorie für schizoaffektive Erkrankungen reserviert, aber ohne diagnostische Kriterien diente sie als Sammelbegriff „für solche Fälle, in denen der Kliniker nicht in der Lage ist, eine Differentialdiagnose zwischen affektiven schizophreneformen oder schizophrenen Störungen zu machen." Eine neue Kategorie dagegen, „schizophreniforme, Störung", die im DSM-III auftaucht, hat relevante Ähnlichkeiten mit Kasanins Originalkonzept der schizoaffektiven Psychosen, vor allem, was die Dauer, den akuten Ausbruch und die Vollremission betrifft.

Sieben Jahre später wurde die Revision des DSM-III publiziert (DSM-III-R 1987). Dort wurden die schizoaffektiven Erkrankungen wiedergeboren und zwar in einer Kategorie, die sowohl von schizophrenen als auch von affektiven Erkrankungen unabhängig ist, in der Kategorie „psychotische Störungen, die nicht anderswo klassifizierbar sind", diesmal mit diagnostischen Kriterien und Subtypen, nämlich einem „bipolaren" und einem „depressiven" Typ.

In der letzten Auflage des DSM (DSM-IV), publiziert sieben Jahre nach der Revision des DSM-III, gehören die schizoaffektiven Erkrankungen zu der Kategorie „andere psychotische Störungen", mit fast identischen diagnostischen Kriterien und identischen Subtypen wie im DSMIII-R. Diesmal aber wurde auch die „gemischtbipolare" Symptomatologie berücksichtigt.

Die ICD-9 setzte die Tradition der ICD-8 fort – sie ignorierte also die schizoaffektiven Erkrankungen. In der ICD-10 jedoch landeten die schizoaffektiven Erkrankungen nach mehreren Hin- und Herverschiebungen in den verschiedenen Entwürfen zuletzt in einer eigenen Subkategorie innerhalb der Kategorie „Schizophrenie, schizotype und wahnhafte Störungen". Diesmal mit ausgedehnter Beschreibung und mit fünf Subkategorien, nämlich:

- schizoaffektive Störung, gegenwärtig manisch
- schizoaffektive Störung, gegenwärtig depressiv
- gemischte schizoaffektive Störung
- andere schizoaffektive Störungen
- nicht näher bezeichnete schizoaffektive Störung.

Was sind schizoaffektive Psychosen?

Die achtziger und neunziger Jahre und der Beginn des neuen Jahrtausends brachten eine intensive Erforschung der schizoaffektiven Erkrankungen. Verlaufs-, psychopathologische, pharmakologische, genetische und biologische Studien wurden durchgeführt. Trotz der großen und zahlreichen Wissenslücken auf diesem Gebiet kann gesagt werden, daß die achtziger und neunziger Jahre folgendes zum Wissen über schizoaffektive Erkrankungen beigetragen haben (vgl. Goodwin und Jamison 1990, Marneros und Tsuang 1986, Marneros und Tsuang 1990b, Marneros 1989, Marneros, Deister, Rohde 1991a, Marneros und Angst 2000, Marneros und Goodwin 2004b):

- Schizoaffektive Erkrankungen okkupieren im soziodemographischen, psychopathologischen und prognostischen Bereich eine Position zwischen affektiven und schizophrenen Erkrankungen.

- Sie stellen eine inhomogene Gruppe dar.

- Trotz der Inhomogenität ist ihre Verwandtschaft zu den affektiven Erkrankungen viel größer als zu der Schizophrenie.

- Auch sogenannte schizodominante Typen (die im Vergleich seltener sind als die affektdominanten) zeigen manche Ähnlichkeiten zu den affektiven Erkrankungen.

- Schizoaffektive Erkrankungen lassen sich in ähnlicher Weise wie die affektiven Erkrankungen in unipolare bzw. depressive und bipolare Formen einteilen.

Das Konzept und die Definition der schizoaffektiven Erkrankungen bleiben jedoch in Evolution. Auch die oben dargestellten Entwicklungen signalisieren eine Dynamik, die noch nicht abgeschlossen ist.

Schizoaffektive Psychosen stellen einen Bereich dar, der noch viel Forschung benötigt. Nicht nur wegen der praktischen und klinischen Bedeutung, sondern auch von einem theoretischen Gesichtspunkt her gesehen: Die schizoaffektiven Psychosen können ein Paradigma darstellen zur Beantwortung der Frage, ob ein „psychotisches Kontinuum" besteht, oder ob man sich an scharf abgegrenzten nosologischen Entitäten orientieren muß.

Für das psychotische Kontinuum und eine Zwischenstellung der schizoaffektiven Erkrankungen zwischen Schizophrenien und reinen affektiven Erkrankungen sprechen viele Argumente: klinische, soziodemographische und prognostische (Benabarre et al. 2001, Marneros et al. 1991a, 1995), biologische (Meltzer 1986, Getz et al. 2002) und genetische (Bramon und Sham 2001, Cardno et al. 2002). Die Idee eines „psychotischen Kontinuums" ist konform mit dem „Spektrumansatz".

Die schizoaffektiven Psychosen in der ICD-10 und im DSM-IV

Die schizoaffektiven Störungen sind in der ICD-10 letztlich in der Gruppe „Schizophrenie, schizotype und andere wahnhafte Störungen" (F2) zu finden. Im Entwurf waren sie ursprünglich als eine eigenständige Kategorie innerhalb der affektiven Erkrankungen gedacht. Sie werden als episodische Störungen definiert, bei denen sowohl affektive als auch schizophrene Symptome in derselben Krankheitsphase auftreten, meistens gleichzeitig oder höchstens durch einige Tage getrennt. Als diagnostische Leitlinien gelten folgende: Die Diagnose „schizoaffektive Störung" wird gestellt, wenn sowohl eindeutig schizophrene als auch eindeutig affektive Symptome gleichzeitig oder nur durch wenige Tage getrennt während derselben Krankheitsepisode vorhanden sind; als Konsequenz hieraus erfüllt die Krankheitsepisode weder die Kriterien für eine Schizophrenie noch für eine depressive oder manische Episode. Die Bezeichnung sollte nicht für Patienten verwendet werden, die schizophrene und affektive Symptome nur in verschiedenen Episoden der Erkrankung aufweisen. Es ist beispielsweise häufig, daß Schizophrene depressive Symptome als Nachwirkungen einer psychotischen Episode entwickeln. Einige Patienten haben wiederholte schizoaffektive Episoden, entweder mehr manische oder mehr depressive oder eine Mischung aus beiden.

Die schizoaffektiven Störungen werden aufgrund des affektiven Anteils als „schizoaffektive Störung, gegenwärtig manisch" bzw. „gegenwärtig depressiv" oder „gegenwärtig gemischt" bezeichnet (siehe Tabelle 1). Bei der „schizoaffektiven Störung, gegenwärtig manisch" handelt es sich um eine Störung, bei der sowohl schizophrene als auch manische Symptome in derselben Krankheitsepisode auftreten. Die affektive Störung zeigt sich in Form einer gehobenen Stimmung, begleitet von vermehrtem Selbstbewußtsein und Größenideen. Gelegentlich stehen aber auch Erregung und Gereiztheit mit aggressivem Verhalten und Verfolgungsideen im Vordergrund. In beiden Fällen finden sich Antriebssteigerung, Überaktivität, Konzentrationsstörungen und Distanzlosigkeit. Beziehungswahn, Größenwahn oder Verfolgungswahn können vorhanden sein, aber für die Diagnose sind andere

*Tabelle 1: Diagnostische Kriterien für eine schizoaffektive Störung
(nach ICD-10, Forschungskriterien)*

G1. Die Störung erfüllt die Kriterien für eine affektive Störung (F30, F31, F32) vom Schweregrad mittelgradig oder schwer, wie für jede Subgruppe beschrieben.

G2. Aus mindestens einer der unten aufgeführten Symptomgruppen müssen Symptome während des größten Teils einer Zeitspanne von mindestens zwei Wochen vorhanden sein (die Symptomgruppen entsprechen nahezu denen der Schizophrenie [F20.0-F20.3]):

1. Gedankenlautwerden, Gedankeneingebung, Gedankenentzug, Gedankenausbreitung

2. Kontrollwahn, Beeinflussungswahn, Gefühl des Gemachten, deutlich bezogen auf Körper- oder Gliederbewegungen oder bestimmte Gedanken, Tätigkeiten oder Empfindungen

3. kommentierende oder dialogische Stimmen, die über die Patienten sprechen, oder andere Stimmen, die aus bestimmten Körperteilen kommen

4. anhaltender, kulturell unangemessener und bizarrer Wahn (d.h. nicht ausschließlich Größen- oder Verfolgungswahn), sondern z.B. die Überzeugung, andere Welten besucht zu haben, Wolken durch Ein- und Ausatmen kontrollieren zu können, mit Pflanzen oder Tieren ohne Sprache kommunizieren zu können etc.

5. Danebenreden oder deutlich zerfahrene Sprache, oder häufiger Gebrauch von Neologismen

6. intermittierendes, aber häufiges Auftreten einiger katatoner Symptome, wie Haltungsstereotypien, wächserne Biegsamkeit und Negativismus.

G3. Die Kriterien G1. und G2. müssen während derselben Störungsepisode und wenigstens für einige Zeit gleichzeitig erfüllt sein. Das klinische Bild muß durch Symptome beider Kriterien, G1. und G2., geprägt sein.

G4. Häufigstes Ausschlußkriterium: Die Störung ist nicht bedingt durch eine organische Krankheit des Gehirns i.S. von F0 oder durch psychotrope Substanzen (F1) (bei Intoxikation, Abhängigkeit oder Entzug).

typische schizophrene Symptome erforderlich. Die betreffende Person kann behaupten, daß sich beispielsweise ihre Gedanken ausbreiten oder gestört werden, daß fremde Kräfte versuchen, sie zu kontrollieren, oder sie kann über Stimmen verschiedener Arten oder über bizarre Wahnideen berichten, die nicht nur als Größen- oder Verfolgungswahn anzusehen sind. Oft ist nur durch sorgfältige Exploration festzustellen, daß der Betreffende diese krankhaften Phänomene tatsächlich erlebt und nicht nur scherzt oder in bildhaften Vergleichen redet. Schizomanische Erkrankungen sind meistens floride Psychosen mit akutem Beginn. Das Verhalten ist zwar oft stark gestört, aber es kommt im allgemeinen innerhalb weniger Wochen zu vollständiger Rückbildung der Symptomatik.

Die gegebenen *diagnostischen Leitlinien* sind: Im Vordergrund stehen die gehobene Stimmung oder eine weniger deutlich gehobene Stimmung mit erhöhter Reizbarkeit oder Erregung. Während der betreffenden Episode sollten wenigstens ein, besser noch zwei typische schizophrene Symptome eindeutig vorhanden sein (siehe Schizophrenie F20, diagnostische Leitlinien 1 bis 4).

Diese Kategorie soll für eine einzelne schizomanische Episode verwendet werden oder für eine rezidivierende Störung, bei der die Mehrzahl der Episoden schizomanisch ist.

Bei der „schizoaffektiven Störung, gegenwärtig depressiv" handelt es sich um eine Störung, bei der sowohl schizophrene als auch depressive Symptome während derselben Krankheitsepisode auftreten. Die depressive Stimmung wird gewöhnlich von mehreren charakteristischen depressiven Symptomen oder von Verhaltensauffälligkeiten wie Verlangsamung, Schlaflosigkeit, Antriebs-, Appetit- oder Gewichtsverlust, Verringerung der üblichen Interessen, Konzentrationsstörung, Schuldgefühl, Gefühl der Hoffnungslosigkeit und Suizidideen begleitet. Gleichzeitig oder während der gleichen Episode müssen andere typische schizophrene Symptome vorhanden sein; die betreffende Person kann beispielsweise behaupten, daß ihre Gedanken sich ausbreiten oder gestört werden oder daß fremde Kräfte versuchen, sie zu kontrollieren. Sie kann davon überzeugt sein, daß sie ausspioniert wird oder daß ein Komplott gegen sie im Gange ist und daß dieses durch ihr eigenes Verhalten nicht gerechtfertigt ist. Sie kann Stimmen hören, die sie nicht nur verächtlich machen oder verdammen, sondern auch davon reden, sie zu töten oder ihr Verhalten unter sich diskutieren. Schizodepressive Episoden sind gewöhnlich weniger floride und alarmierend als schizomanische Episoden, aber sie neigen zu längerer Dauer und die Prognose ist weniger günstig. Obwohl sich in der Mehrzahl der Fälle die Störung vollständig zurückbildet, entwickeln einige Kranke schließlich ein schizophrenes Residuum.

Als diagnostische Leitlinien gelten: Es muß eine eindeutige Depression vorhanden sein mit wenigstens zwei charakteristischen depressiven Symptomen oder Verhaltensauffälligkeiten wie unter depressiver Episode (F32) beschrieben. Innerhalb derselben Episode sollen wenigstens ein oder besser noch zwei typisch schizophrene Symptome eindeutig vorliegen (siehe Schizophrenie F20, diagnostische Leitlinien 1 bis 4).

Diese Kategorie soll für eine einzelne schizodepressive Episode verwendet werden oder für eine rezidivierende Störung, bei der die Mehrzahl der Episoden schizodepressiv ist.

Als „gemischte schizoaffektive Störung" sind Störungen zu klassifizieren, bei denen schizophrene Symptome mit einer solchen gemischten bipolaren affektiven Störung gemeinsam bestehen.

Die ICD-10 sieht eine Kategorie für „andere schizoaffektive Störungen" vor, ohne sie näher zu definieren sowie auch eine Restkategorie „nicht näher bezeichnete schizoaffektive Störung" (F25.9).

Das Hauptmerkmal der schizoaffektiven Störung, definiert nach DSM-IV, ist das Vorhandensein einer ununterbrochenen Krankheitsperiode, während der für einige Zeit eine Episode einer Major Depression, eine manische Episode oder eine gemischte Episode gleichzeitig mit Symptomen vorliegt, die das Kriterium A für Schizophrenie erfüllen. Zusätzlich haben während derselben Krankheitsperiode für mindestens zwei Wochen Wahn oder Halluzinationen vorgelegen, ohne daß ausgeprägte affektive Symptome bestanden haben. Außerdem waren die affektiven Symptome während eines erheblichen Teils der gesamten Krankheitsdauer vorhanden. Die Symptome dürfen nicht auf die direkte körperliche Wirkung einer Substanz (z.B. Kokain) oder eines medizinischen Krankheitsfaktors (z.B. Hyperthyreose oder Temporallappenepilepsie) zurückgehen. Um die Kriterien für eine schizoaffektive Störung zu erfüllen, müssen die Hauptmerkmale im Verlauf einer einzigen, ununterbrochenen Krankheitsperiode auftreten. Mit „Krankheitsperiode" ist in diesem Zusammenhang ein Zeitabschnitt gemeint, während dessen der Betroffene fortlaufend floride oder residuale Symptome der psychotischen Erkrankung zeigt. Bei einigen Betroffenen kann eine solche Krankheitsperiode Jahre oder sogar Jahrzehnte dauern. Eine Krankheitsperiode wird als beendet angesehen, wenn für einen bedeutenden Zeitraum eine vollständige Remission eingetreten ist und keine bedeutsamen Symptome der Störung mehr vorhanden sind. Während derjenigen Krankheitsphase, in der gleichzeitig affektive und psychotische Symptome vorliegen, werden sowohl die vollständigen Kriterien für eine floride Phase einer Schizophrenie (d.h. Kriterium A, siehe Tabelle 2) wie auch für eine Episode einer Major Depression, einer manischen Episode oder einer gemischten Episode erfüllt. Eine Episode einer Major Depression muß mindestens zwei Wochen andauern, eine manische oder gemischte Episode mindestens eine Woche. Weil psychotische Symptome mindestens einen Monat vorliegen müssen, um Kriterium A für Schizophrenie zu erfüllen, ist auch für die schizoaffektive Störung die Mindestdauer ein Monat. Ein Hauptmerkmal der Major Depression ist das Vorhandensein von entweder einer depressiven Verstimmung oder von deutlicher Interessenminderung oder Freudlosigkeit. Weil Interessenverlust oder Freudlosigkeit bei nicht-affektiven psychotischen Störungen so häufig sind, muß bei einer Episode einer Major Depression eine tiefgreifende depressive Stimmungslage vorliegen, um das Kriterium A für eine schizoaffektive Störung zu erfüllen (d.h. das Vorhandensein von deutlichem Interessenverlust oder Freudlosigkeit reicht nicht aus). Während der Krankheitsphase, die durch das ausschließliche Vorhandensein von psychotischen Symptomen gekennzeichnet ist, finden sich während mindestens zwei Wochen Wahn oder Halluzinationen. Obgleich einige affektive Symptome während dieser Phase vorhanden sein können, stehen sie nicht im Vordergrund. Die Entscheidung hierüber kann schwierig sein und erfordert die Beobachtung des Langzeitverlaufs und die Hinzuziehung verschiedener Informationsquellen.

Die Symptome einer schizoaffektiven Störung können in vielen zeitlichen Mustern auftreten. Typisch ist z.B. folgendes Muster: Eine Person leidet zwei Monate unter ausgeprägten akustischen Halluzinationen und Verfolgungswahn, bis eine ausgeprägte Episode einer Major Depression einsetzt. In der Folge bestehen die psychotischen Symptome und die Episode der Major Depression für drei Monate. Anschließend erholt sich der Betroffene vollständig von der Major Depression, die psychotischen Symptome persistieren jedoch noch für einen weiteren Monat bis auch sie verschwinden. Während dieser Krankheitsperiode erfüllte die Symptomatik gleichzeitig die Kriterien für eine Episode einer Major Depression und für das Kriterium A für Schizophrenie. Während derselben Krankheitsperiode waren akustische Halluzinationen und Wahn sowohl vor wie nach der depressiven Phase vorhanden. Die Krankheitsepisode hatte eine Gesamtdauer von sechs Monaten. Davon waren während der ersten zwei Monate ausschließlich psychotische Symptome vorhanden, während der folgenden drei Monate bestanden sowohl depressive als auch psychotische Symptome, im letzten Monat lagen nur psychotische Symptome vor. In diesem Beispiel war die Dauer der depressiven Episode im Vergleich zur Gesamtdauer der psychotischen Störung nicht kurz, weshalb für das Erscheinungsbild die Diagnose einer schizoaffektiven Störung gerechtfertigt ist.

Kriterium C der schizoaffektiven Störung verlangt, daß affektive Symptome, die die Kriterien für eine affektive Episode erfüllen, während eines erheblichen Anteils der gesamten Dauer der Krankheitsperiode bestehen müssen. Liegen diese Symptome nur für eine verhältnismäßig kurze Zeit vor, lautet die Diagnose Schizophrenie und nicht schizoaffektive Störung. Bei der Beurteilung dieses Kriteriums muß der Untersucher den Anteil an der Gesamtdauer der psychotischen Krankheit (d.h. sowohl floride wie residuale Symptome) bestimmen, in dem eine bedeutsame affektive Symptomatik die psychotische Symptomatik begleitete. Die Operationalisierung dessen, was mit „einem erheblichen Zeitanteil" gemeint ist, erfordert eine klinische Beurteilung. Beispielsweise entwickelt eine Person mit einer vierjährigen Vorgeschichte florider und residualer Symptome einer Schizophrenie eine überlagernde Episode einer Major Depression, die bei anhaltenden psychotischen Symptomen fünf Wochen andauert. Dieser Fall würde nicht das Kriterium des „erheblichen Anteils an der Gesamtdauer" erfüllen, weil die Symptomatik, die die Kriterien für eine affektive Störung erfüllt, nur für fünf Wochen bei einer Gesamtdauer der Störung von vier Jahren anhält. In diesem Fall bleibt es deshalb bei der Diagnose Schizophrenie mit der Zusatzdiagnose „nicht näher bezeichnete depressive Störung", um so die überlagernde Episode einer Major Depression zu kennzeichnen.

Subtypen:

In Abhängigkeit von der jeweiligen affektiven Komponente der Störung können zwei Subtypen der schizoaffektiven Störung bezeichnet werden:
- Bipolarer Typus. Dieser Subtypus liegt vor, wenn eine manische Episode oder eine gemischte Episode Teil des klinischen Bildes sind. Auch Episoden einer Major Depression können auftreten.
- Depressiver Typus. Dieser Subtypus liegt vor, wenn ausschließlich Episoden einer Major Depression Teil des klinischen Bildes sind.

Die diagnostischen Kriterien für eine schizoaffektive Störung nach DSM-IV sind in Tabelle 2 dargestellt.

Tabelle 2: Diagnostische Kriterien für eine schizoaffektive Störung (nach DSM-IV)

A. Ununterbrochene Krankheitsperiode, während derer zu irgendeinem Zeitpunkt entweder eine Episode einer Major Depression, eine manische Episode oder eine gemischte Episode gleichzeitig mit Symptomen besteht, die das Kriterium A für Schizophrenie erfüllen.

   Beachte: Die Episode der Major Depression muß das Kriterium A1, depressive Verstimmung, einschließen.

B. Während derselben Krankheitsperiode haben Wahnphänomene oder Halluzinationen für mindestens zwei Wochen bei gleichzeitiger Abwesenheit ausgeprägter affektiver Symptome vorgelegen.

C. Symptome, die die Kriterien einer affektiven Episode erfüllen, bestehen während eines erheblichen Anteils an der gesamten Dauer der floriden und residualen Perioden der Krankheit.

D. Das Störungsbild geht nicht zurück auf die direkte körperliche Wirkung einer Substanz (z.B. Drogen, Medikament) oder eines medizinischen Krankheitsfaktors.

Bestimme den Typus:

Bipolarer Typus: Falls das Störungsbild eine manische oder gemischte Episode einschließt (oder eine manische oder eine gemischte Episode und Episoden einer Major Depression), **Depressiver Typus:** Falls das Störungsbild nur Episoden einer Major Depression einschließt.

Schizoaffektive Psychosen über die Grenzen von ICD-10 und DSM-IV hinaus

Allein die Tatsache, daß die beiden diagnostischen Systeme nunmehr schizoaffektive Erkrankungen definieren, kriteriologisch abgrenzen und Subtypen bestimmen, kann als ein Fortschritt angesehen werden. Es ist unwesentlich, ob sie die schizoaffektiven Erkrankungen in einer umfassenden Kategorie „Schizophrenie und andere psychotische Störungen" oder in einer umfassenden Kategorie „affektive Störungen" unterbringen. Für beide Kategorien spricht einiges dafür und einiges dagegen. Wenn ihre Unterbringung in eine Kategorie „Schizophrenie und andere psychotische Störungen" auch viele Forscher irritieren mag, ist es ein Schritt in die richtige Richtung. Denn der Widerspruch animiert die Forschung und somit die Bemühungen, diese nicht seltenen Formen psychischer Störungen besser zu verstehen. Ihre Unterbringung in einer umfassenden Kategorie „affektive Störungen" hätte wiederum auch zu Irritationen und zu Widersprüchen geführt. Allerdings sind die Definition der schizoaffektiven Erkrankungen sowie die kennzeichnenden diagnostischen Kriterien in beiden Systemen problematisch und insuffizient, so daß es sich als schwierig erweist, diese Erkrankungsgruppe adäquat zu erfassen (Marneros und Goodwin 2004b). Obwohl beide Systeme einen „bipolaren" und einen „depressiven Typ" beinhalten (APA 1994, WHO 1993), gibt es einen wesentlichen Unterschied zwischen der DSM-IV- und der ICD-10-Definition. Das DSM-IV definiert nämlich – den longitudinalen Verlauf berücksichtigend – expressis verbis zwei Subtypen schizoaffektiver Störungen: einen „bipolaren" und einen „depressiven" Subtyp analog der Unterteilung der affektiven Störungen. Die ICD-10 dagegen definiert drei Typen der schizoaffektiven Erkrankungen: manisch, depressiv und gemischt – analog zur letzten Episode, aber nicht aufgrund des longitudinalen Verlaufes. Dies ist ein Defizit, nicht nur für die Forschung, sondern auch im Hinblick auf die longitudinalen, speziell die prophylaktischen Behandlungsstrategien.

Aber das bei beiden Systemen wichtigste Problem betrifft die Definition der schizoaffektiven Erkrankungen per se. Während das Hauptproblem der ICD-10-Definition den longitudinalen Aspekt anbelangt, wie bereits erwähnt wurde, besteht die Schwierigkeit beim DSM-IV sowohl hinsichtlich der Querschnitts- als auch der Längsschnittsdefinition. Der Konflikt bei der Querschnittsdefinition des DSM-IV ergibt sich aus dem chronologischen Kriterium B („Während ein und derselben Krankheitsperiode haben Wahnphänomene oder Halluzinationen für mindestens zwei Wochen bei gleichzeitiger Abwesenheit ausgeprägter affektiver Symptome vorgelegen.") Dieses Kriterium wurde offensichtlich eingeführt, um „schizoaffektive" von „psychotischen affektiven Störungen" abzugrenzen. Dies wurde notwendig, da das DSM-IV als affektive Störungen auch solche mit stimmungsinkongruenten psychotischen Symptomen akzeptiert. Zu diesen zählen z.B. „schizophrene Symptome ersten Ranges" nach Kurt Schneider, sofern sie nicht durch die genannte Zeitperiode von der depressiven oder manischen Symptomatik getrennt sind. Dieses chronologische Kriterium ist willkürlich: wenn während einer zweiwöchigen oder länger währenden Periode psychotische Symptome bestehen und erst danach Manie oder Depression auftreten, handelt es sich um eine schizoaffektive Störung. Wenn aber die Zeitperiode des Auftretens der depressiven oder manischen Symptomatik kürzer ist (oder bei gleichzeitigem Auftreten von psychotischen Symptomen), dann handelt es sich um eine psychotische Depression bzw. psychotische Manie. Dies ist höchst problematisch. Der Beginn einer psychotischen Episode ist nur selten exakt zu definieren. Beide konkurrenten Symptomkonstellationen – schizophren und manisch bzw. depressiv – können zwar gleichzeitig vorhanden sein, aber es ist wohl möglich, daß eine über die andere so stark dominiert, daß weder Patient noch Angehörige, manchmal sogar die jeweiligen Ärzte sie nicht klar voneinander trennen können. Es gibt keinen logischen Grund, eine chronologische Superiorität der psychotischen Symptome oder eine chronologische Inferiorität der affektiven Symptomkonstellation anzunehmen. Eine solche Annahme ist auch insofern merkwürdig, als das DSM-IV (wie aber auch ICD-10) das diagnostisch-hierarchische Prinzip Jaspers' zurecht ablehnt, wonach die schizophrene Symptomatik gegenüber der manischen und depressiven Symptomatik eine diagnostische Superiorität hätte (aber in Kombination mit den chronologischen Kriterien stellen sie hier bei den schizoaffektiven Erkrankungen doch eine nicht nachvollziehbare Ausnahme dar). Jeder Kliniker weiß jedoch, daß zwischen dem Beginn einer „psychotischen Episode" und der Aufnahme in eine Klinik bei den meisten psychotischen Episoden, welche nicht den Kategorien der „akuten polymorphen Psychosen" oder „anderen akuten Psychosen" zuzuordnen sind (Marneros und Pillmann 2004), in der Regel eine Zeitspanne von mehreren Tagen, Wochen oder manchmal auch Monaten liegen können. Die Folge des hier zur Diskussion stehenden chronologischen Kriteriums ist, daß viele Patienten als an Manie oder Depression leidend diagnostiziert werden, in der Realität jedoch eine schizoaffektive Erkrankung vorliegt, auch wenn man die sehr enggefaßte DSM-IV-Definition zugrunde legt.

Unsere bisherigen Forschungsergebnisse und Erfahrungen mit schizoaffektiven Psychosen (vgl. Marneros 1989, Marneros und Tsuang 1986, 1990a, Marneros, Deister, Rohde 1991a, Marneros und Angst 2000, Marneros und Goodwin 2004a) zeigen, daß die Definition der schizoaffektiven Erkrankungen zwei Komponenten beinhalten muß: eine Querschnitts- und eine Längsschnittskomponente. Die Querschnittskomponente definiert lediglich eine schizoaffektive Episode, die Längsschnittskomponente ist diejenige, welche die Erkrankung oder Störung als solche definiert.

Eine „schizoaffektive Episode" wird diagnostiziert, wenn während einer Krankheitsperiode eine schizophrene Episode vorliegt (etwa nach den Kriterien von ICD-10 oder DSM-IV, jedoch ohne Beachtung irgendwelcher chronologischer Kriterien), und gleichzeitig mit einer depressiven, manischen oder gemischten Episode nach ICD-10 oder DSM-IV besteht. Somit werden in den genannten zwei diagnostischen Systemen drei schizoaffektive Episodentypen definiert: schizoaffektiv, manisch (schizomanisch); schizoaffektiv, depressiv (schizodepressiv); schizoaffektiv, gemischt (gemischt schizobipolar).

Aber die „schizoaffektiven Erkrankungen" sollten durch den longitudinalen Aspekt definiert werden. Diese longitudinale Komponente berücksichtigt den sogenannten Syndromshift im Verlauf (Marneros et al. 1991a, Marneros und Pillmann 2004), etwas, was weder ICD-10 noch DSM-IV berücksichtigen.

Durch den „Syndromshift" entsteht die Frage: wie definieren wir longitudinal eine Störung, die schizophrene und affektive Episoden aufweist, oder schizophrene und schizoaffektive, oder auch affektive und schizoaffektive? Untersuchungen haben gezeigt, daß es keine Differenzen zwischen den sogenannten monomorphen schizoaffektiven Störungen (das heißt Störungen, die während des Gesamtverlaufes ausschließlich schizoaffektive Episoden aufweisen) und den polymorphen Störungen (das heißt Störungen mit Manifestation von anderen Episoden) gibt (vgl. Marneros et al. 1991a). Auch auf allen anderen untersuchten Ebenen (hinsichtlich soziodemographischer und soziobiographischer Parameter, Familienanamnese, Verlauf und Ausgang) konnten keine Unterschiede festgestellt werden zwischen Patienten, die abwechselnd schizophrene und affektive Episoden aufwiesen, und Patienten, die einen reinen schizoaffektiven Verlauf hatten. Dies gibt eine Antwort auf die Frage nach der Diagnose bei Patienten, die einmal schizophrene und ein anderes Mal affektive Episoden zeigen. Sollte man die Störung wegen der affektiven Episoden als affektiv bezeichnen, und dabei die schizophrenen Episoden ignorieren, oder sollte man sie doch der Schizophrenie zuordnen und dabei die affektiven Episoden außer Acht lassen? Oder sollte man alles vereinfachen und es so formulieren, daß der Patient heute an Schizophrenie erkrankt ist, vor wenigen Monaten jedoch an einer Manie oder Depression litt? Damit könnten wir die psychischen Störungen zu Eintagsfliegen reduzieren und das Konzept der Komorbidität auf die Spitze treiben (vgl. Marneros et al. 1991b). Vieles spricht dafür, daß Patienten mit sequentiellem Auftreten von schizophrenen und depressiven, manischen oder gemischten Episoden, schizoaffektiv sind. Insofern werden die schizoaffektiven Erkrankungen von uns longitudinal diagnostiziert und in zwei Typen unterteilt (vgl. Marneros et al. 1986a,b,c, 1988b, 1989, 1991a, 2000, Marneros und Angst 2000, Marneros und Goodwin 2004b):

- „Konkurrenter Typ" – charakterisiert durch schizoaffektive Episoden, also die gleichzeitige (konkurrente) Anwesenheit von schizophrenen und affektiven Symptomen";
- „Sequentieller Typ" – charakterisiert durch das getrennte (sequentielle) Auftreten von schizophrenen und affektiven Episoden (manischen, depressiven und gemischten) irgendwann im Verlauf.

Ein weiteres mit der DSM-IV-Definition der schizoaffektiven Erkrankungen zusammenhängendes Problem äußert sich in der Tatsache, daß durch die Dominanz der schizophrenen Symptomatik als Folge des Zeitkriteriums die damit diagnostizierten Störungen größere Verwandtschaft zu den schizophrenen Störungen haben. Dies hat aber Einfluß auf Forschungsergebnisse und Therapiestudien. Wie jedoch bereits erwähnt, bestätigt die Forschung der letzten zwei Jahrzehnte, daß schizoaffektive Störungen eine Position zwischen affektiven und schizophrenen Erkrankungen einnehmen und zwar in bezug auf die wichtigsten soziobiographischen und prämorbiden Merkmale, wie auch bezüglich Verlauf, Ausgang, therapeutischer und prophylaktischer Strategien sowie genetischer und biologischer Merkmale (Angst 1986, 1989, Angst et al. 1980, Deister et al. 1990, Marneros et al. 1988a,c, 1989, 1991a, Maj, 1985, Maj und Perris 1990 vgl. auch verschiedene Beiträge in Marneros 1989, Marneros und Tsuang 1986, 1990a, Marneros et al. 1991b, Marneros und Angst 2000, Marneros und Goodwin 2004b.)

Sind schizoaffektive Psychosen mit den sogenannten zykloiden Psychosen identisch?

Im deutschsprachigen Raum werden die schizoaffektiven Psychosen von einigen mit den zykloiden Psychosen verwechselt. Dies ist unzulässig. Sowohl Karl Leonhard als auch Carlo Perris (der wesentlich zur Internationalisierung des Konzeptes beigetragen hat) betonen, daß die beiden Konzepte nicht verwechselt werden dürfen (siehe Beiträge in Marneros und Tsuang 1986 und Marneros und Pillmann 2004). Sie haben nicht nur einen anderen konzeptionellen Anspruch, wie die Abbildungen 1 und 2 zeigen, sondern weisen auch Unterschiede auf, wie in Tabelle 3 dargestellt wird.

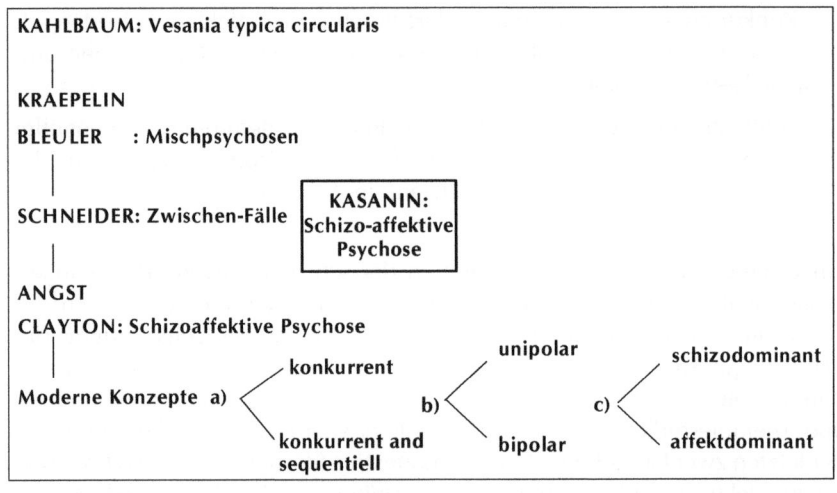

Abbildung 1: Schizoaffektive Psychosen: Entwicklung des Konzeptes
(nach Marneros 1995)

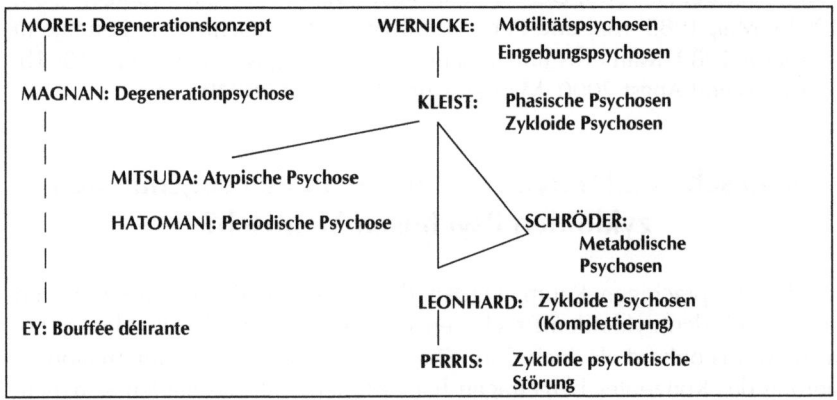

Abbildung 2: Zykloide Psychosen: Ursprung des Konzeptes
(modifiziert nach Perris 1986)

Tabelle 3: Differenzen zwischen zykloiden und schizoaffektiven Erkrankungen

	Zykloid	Schizoaffektiv
Ausbruch	abrupt oder akut	nicht abrupt und nicht immer akut
Prognose insgesamt	fast immer gut	nicht immer gut
Ausgang	fast immer ohne persistierende Alterationen	persistierende Alterationen nicht selten, aber selten schwer
Querschnittssymptomatologie	Polymorph	Mischung von Melancholie bzw. Manie und schizophrener Symptomatik
Längsschnittssymptomatologie	keine Entwicklung einer Residualsymptomatik	bei ca. der Hälfte Entwicklung einer Residualsymptomatik

Die diagnostischen Kriterien der zykloiden Psychosen, so wie sie von Perris und Brockington (1981) operationalisiert worden sind (siehe Tabelle 4) zeigen, daß es sich bei den zykloiden Psychosen um ein anderes syndromales Bild handelt als bei den schizoaffektiven Psychosen.

Die HASBAP-Studie (Halle study on brief and acute psychoses) zeigt aber, daß neben den wesentlichen Unterschieden in der ICD-10 zwischen den zykloiden und schizoaffektiven Psychosen auch nennenswerte Gemeinsamkeiten existieren, vor allem bezüglich des prämorbiden Funktionsniveaus, der Persönlichkeitsstruktur und der Persönlichkeitsinteraktionen. Bemerkenswert ist die Tatsache, daß im langjährigen Verlauf Patienten, die an zykloiden bzw. nach der Nomenklatur der ICD-10 an einer „akuten polymorphen psychotischen Störung" leiden, häufig schizoaffektive aber auch affektive Episoden entwickeln können, offensichtlich häufiger als schizophrene Episoden. Insofern sind sowohl die schizoaffektiven als auch die zykloiden Psychosen als Bestandteil eines Kontinuums zwischen den stabileren Bereichen „Schizophrenie" und „affektive Störungen" (Marneros und Pillmann 2004) zu sehen.

Tabelle 4: Diagnostische Kriterien für zykloide und psychotische Störungen (nach Perris und Brockington 1981)

- Ein akuter psychotischer Zustand ohne Bezug auf Verabreichung oder Mißbrauch jeglicher Drogen/Arzneimittel oder Gehirnverletzungen; zum ersten Mal bei Patienten der Altersgruppe 15-50 Jahren auftretend;
- Der Zustand zeigt einen plötzlichen Ausbruch mit raschem Wechsel vom gesunden zu einem völlig psychotischen Zustand innerhalb weniger Stunden oder höchstens einiger Tage;

Zumindest 4 der folgenden Symptome müssen vorliegen:

- Eine gewisse Verwirrtheit, meistens in Form von Ratlosigkeit;
- Stimmungsinkongruente Wahnvorstellungen jeglicher Art; meist mit verfolgungswahnhaftem Inhalt;
- Halluzinatorische Erlebnisse jedweder Art, meist in bezug auf Themen des Todes;
- Ein überwältigendes schreckenerregendes Angstgefühl ohne Bezug auf bestimmte Situationen oder Umstände (Panangst, psychotische Angst);
- Intensive Gefühle von Glückseligkeit oder Ekstase, meist religiös gefärbt;
- Motilitätsstörungen jedweden akinetischen oder hyperkinetischen Typs;
- Ein besonderes Interesse am Tod;
- Gemütsschwankungen im Hintergrund, die nicht so ausgeprägt sind, daß sie die Diagnose einer affektiven Störung rechtfertigen;

Es liegt keine bestimmte symptomatologische Kombination vor. Im Gegenteil, die Symptomatologie kann während der Episode häufig wechseln und ein bipolares Bild aufweisen. Die Störung hat die Tendenz, erneut aufzutreten. Nach jeder Episode erfolgt jedoch eine Genesung.

Literatur

American Psychiatric Association. Diagnostic and Statistical Manual of Mental Disorders. 1st ed. Washington: APA; 1952.

American Psychiatric Association. Diagnostic and Statistical Manual of Mental Disorders. 2nd ed. Washington: APA; 1968.

American Psychiatric Association. Diagnostic and Statistical Manual of Mental Disorders. 3rd edition. Washington: American Psychiatric Press; 1980.

American Psychiatric Association (APA). Diagnostic and statistical manual of mental disorders. 3rd. ed. revised (DSM-III-R). Washington: APA; 1987.

American Psychiatric Association (APA). Diagnostic and statistical manual of mental disorders. 4th ed. (DSM-IV). Washington: APA; 1994.

Angst J. Zur Ätiologie und Nosologie endogener depressiver Psychosen. Eine genetische, soziologische und klinische Studie. Berlin Heidelberg New York: Springer; 1966.

Angst J. The course of affective disorders. Psychopathology. 1986; 119 (Suppl.2): 47–52.

Angst J. Der Verlauf schizoaffektiver Psychosen. In: Marneros A, Hrsg. Schizoaffektive Psychosen. Diagnose, Therapie und Prophylaxe. Berlin Heidelberg New York: Springer; 1989.

Angst J, Felder W, Lohmeyer B. Course of schizoaffective psychoses: results of a follow-up study. Schizophr. Bull. 1980; 6: 579–585.

Benabarre A, Vieta E, Colom F, et al. Bipolar disorder, schizoaffective disorder and schizophrenia: epidemiologic, clinical and prognostic differences. Eur Psychiatry. 2001; 16(3): 167–172.

Bleuler E. Dementia praecox oder Gruppe der Schizophrenien. In: Aschaffenburg G, Hrsg. Handbuch der Psychiatrie. Spezieller Teil 4. Leipzig: Deuticke; 1911.

Bleuler M. Die schizophrenen Geistesstörungen im Lichte langjähriger Kranken- und Familiengeschichten. Stuttgart: Thieme; 1972.

Bramon E, Sham PC. The common genetic liability between schizophrenia and bipolar disorders: a review. Curr Psychiatry Rep.2001; 4: 332–337.

Cardno AG, Rijsdijk FV, Sham PC, Murray RM, McGuffin P. A twin study of genetic relationships between. Am J Psychiatry.2002; 159: 539–545.

Clayton PJ, Rodin L, Winokur G. Family history studies: III – Schizoaffective disorder, clinical and genetic factors – including a one to two year follow-up. Compr Psychiatry. 1968; 9: 31–49.

Deister A, Marneros A, Rohde A, Staab B, Jünemann H. Long-term outcome of affective, schizoaffective, and schizophrenic disorders: a comparison. In: Marneros A, Tsuang MT, eds. Affective and schizoaffective disorders. Berlin Heidelberg New York: Springer; 1990.

Dilling H, Mombour W, Schmidt MH, Hrsg. Internationale Klassifikation psychischer Störungen: ICD-10 Kapitel V (F), Klinisch-diagnostische Leitlinien. 1.-2. Aufl. Bern Göttingen Toronto: Hans Huber; 1991-1993.

Dreyfus GL. Die Melancholie – ein Zustandsbild des manisch-depressiven Irreseins. Jena: Gustav Fischer; 1907.

Fowler RC, McCabe MS, Cadoret RJ, Winokur G. The validity of good prognosis schizophrenia. Arch Gen Psychiatry. 1972; 26: 182-185.

Getz GE, DelBello MP, Fleck DE, Zimmerman ME, Schwiers ML, Strakowski SM. Neuroanatomic characterization of schizoaffective disorders using MRI: a pilot study. Schizophr Res.2002; 55: 55-59.

Goodwin FK, Jamison KR. Manic-Depressive Illness. New York Oxford: Oxford University Press; 1990.

Hoch A. Benign stupor: A study of new manic-depressive reaction type. NewYork: Macmillan; 1921.

Hunt RC, Appel KE. Prognosis in the psychoses lying midway between schizophrenia and manic-depressive psychoses. Am J Psychiatry. 1936; 93: 313-339.

Kahlbaum. Die Gruppirung der psychischen Krankheiten und die Eintheilung der Seelenstörungen. Danzig: Kafemann; 1863.

Kasanin J. The acute schizoaffective psychoses. Am J Psychiatry. 1933; 13: 97-126.

Kirby GH. The catatonic syndrome and its relation to manic-depressive insanity. J Nerv Ment Dis. 1913; 40: 694-704.

Kraepelin E. Die klinische Stellung der Melancholie. Mschr Psychiatr Neurol. 1899; 6: 325-335.

Kraepelin E. Die Erscheinungsformen des Irreseins. Z Gesamt Neurol Psychiatrie. 1920; 62: 1-29.

Maj M. The evolution of some European diagnostic concepts relevant to the category of schizoaffective psychoses. Psychopathology. 1984; 17: 158-167.

Maj M. Clinical course and outcome of schizoaffective disorders. Acta Psychiatr Scand. 1985; 72: 542-550.

Maj M, Perris C. Patterns of course in patients with a cross-sectional diagnosis of schizoaffective disorder. J Affect Disord. 1990; 20: 71-77.

Marneros A, Hrsg. Schizoaffektive Psychosen. Diagnose, Therapie und Prophylaxe. Berlin Heidelberg New York: Springer; 1989.

Marneros A, Hrsg. Schizoaffektive Erkrankungen. Ein Leitfaden für Klinik und Praxis. Stuttgart: Georg Thieme; 1995.

Marneros A, Tsuang MT. Schizoaffective Psychoses. Berlin Heidelberg New York: Springer; 1986.

Marneros A, Deister A, Rohde A. The Cologne study on schizoaffective disorders and schizophrenia suspecta. In: Marneros A, Tsuang MT, eds. Schizoaffective psychoses. Berlin Heidelberg New York: Springer; 1986a.

Marneros A, Rohde A, Deister A, Risse A. Features of schizoaffective disorders: The "cases-in-between." In: Marneros A, Tsuang MT, eds. Schizoaffective Psychoses. Berlin Heidelberg New York: Springer; 1986b.

Marneros A, Rohde A, Deister A, Risse A. Schizoaffective psychoses: The prognostic value of the affective component. In: Marneros A, Tsuang MT, eds. Schizoaffective Psychoses. Berlin Heidelberg New York: Springer; 1986c.

Marneros A, Deister A, Rohde A, Sakamoto K. Non-psychopathological features of K. Schneider's mania. The Japanese Journal of Psychiatry and Neurology. 1988a; 42: 17–21.

Marneros A, Deister A, Rohde A. Syndrome Shift in Long-term Course of Schizoaffective Disorders. Eur Arch Psychiatr Neurol Sci. 1988b; 238: 97–104.

Marneros A, Deister A, Rohde A, Steinmeyer EM, Jünemann H. Long-term outcome of schizoaffective and schizophrenic disorders: A comparative study. Part I: Definitions, methods, psychopathological and social outcome. Eur Arch Psychiat Neurol Sci. 1989; 238: 118–125.

Marneros A, Tsuang MT. Are schizoaffective disorders a ping-pong ball between the two classical groups of psychoses? In: Marneros A, Tsuang MT, Hrsg. Affective and schizoaffective disorders. Similarities and differences. Berlin, Heidelberg, New York, Tokyo: Springer; 1990a.

Marneros A, Tsuang MT, Hrsg. Affective und schizoaffective disorders. Similarities and differences. Berlin Heidelberg New York: Springer; 1990b.

Marneros A, Deister A, Rohde A. Affektive, schizoaffektive und schizophrene Psychosen. Eine vergleichende Langzeitstudie. Berlin Heidelberg New York: Springer-Verlag; 1991a.

Marneros A, Andreasen NC, Tsuang MT, eds. Negative Versus Positive Schizophrenia. Berlin Heidelberg New York: Springer; 1991b.

Marneros A, Andreasen NC, Tsuang MT, eds. Psychotic Continuum. Berlin Heidelberg New York: Springer; 1995.

Marneros A, Angst J, Hrsg. Bipolar disorders: 100 years after manic-depressive insanity. Dodrecht, Boston, London: Kluwer Academic Publishers; 2000.

Marneros A, Deister A, Rohde A. Bipolar schizoaffective disorders. In: Marneros A, Angst J, Hrsg. Bipolar Disorders. 100 years after manic depressive insanity. Dordrecht: Kluwer Academic Publishers; 2000.

Marneros A, Goodwin FK, Hrsg. Mixed states, rapid cycling and atypical bipolar disorders. Cambridge: University Press; 2004a.

Marneros A, Goodwin FK. Bipolar disorders beyond major depression and euphoric mania. In: Marneros A, Goodwin FK, Hrsg. Mixed states, rapid cycling and atypical bipolar disorders. Cambridge: University Press; 2004b.

Marneros A, Pillmann F. Brief psychoses. The acute and transient psychotic disorders. The Halle study on brief and acute psychoses (HASBAP). Cambridge: University Press; 2004.

Meltzer HY. Biological studies of the nosology of the major psychoses. A status report on the schizoaffective disorders. In: Marneros A, Tsuang MT, Hrsg. Schizoaffective Psychoses. Berlin, Heidelberg, New York: Springer; 1986.

Mundt C, Saß H. Für und wider die Einheitspsychose. Stuttgart New York: Georg Thieme; 1992.

Perris C, The case for the independence of cycloid psychotic disorder from the schizoaffective disorders. In: Marneros A, Tsuang MT, eds. Schizoaffective Psychoses. Berlin Heidelberg: Springer; 1986: 272–308.

Perris C, Brockington IF. Cycloid psychoses and their relation to the major psychoses. In: Perris C, Struwe G, Jansson B, eds. Biological Psychiatry 1981. Amsterdam: Elsevier; 1981: 447–450.

Pichot P. A comparison of different national concepts of schizoaffective psychosis. In: Marneros A, Tsuang MT, eds. Schizoaffective Psychoses. Berlin Heidelberg New York: Springer; 1986.

Schneider K. Klinische Psychopathologie. 1.-14. Aufl. Stuttgart: Georg Thieme Verlag; 1950–1992.

Strömgren E. Reactive (psychogenic) psychoses and their relations to schizoaffective psychoses. In: Marneros A, Tsuang MT, eds. Schizoaffective Psychoses. Berlin Heidelberg New York: Springer; 1986.

Vaillant G. Manic-depressive heredity and remission in schizophrenia. Brit J Psychiatry. 1963; 109: 746–749.

World Health Organization (WHO) Internationale Klassifikation psychischer Störungen, ICD-10. Verlag Hans Huber; 1993.

World Health Organization. Pocket Guide to the ICD-10 classification of mental and behavioural disorders. Washington, DC: APA Press; 1994.

Zendig. Beiträge zur Differentialdiagnostik des manisch-depressiven Irreseins und der Dementia praecox. Allg Z Psychiatrie. 1909; 6: 47–49.

Fritz Poustka

Besonderheiten schizoaffektiver Psychosen im Kindes- und Jugendalter

Klassifikation

Da schizoaffektive Psychosen in jedem Altersabschnitt beginnen können (meist aber erst ab dem Jugendalter) gibt es dafür keine eigenen Kriterien für Jugendliche. Daher gelten die, etwas voneinander abweichenden, Kriterien der ICD-10 bzw. der DSM-IV auch für diesen Altersbereich. Zudem ist sind sie wegen der dürftigen Untersuchungslage in den entsprechenden Leitlinien der Kinder- und Jugendpsychiatrie (Leitlinien zur Diagnostik und Therapie von psychischen Störungen im Säuglings-, Kindes- und Jugendalter, 2. Aufl., 2003) nicht abgehandelt und zweifellos trifft auch hier die Aussagen von Maneros et al. (2004) zu, nämlich daß die diagnostischen Kriterien problematisch sind und dies zur Unterdiagnostizierung der schizoaffektiven Psychosen beiträgt.

Differentialdiagnostische Probleme

Die Differentialdiagnose in der Unterscheidung der schizophrenen und affektiven Psychosen ist im Kindes- und Jugendalter alleine schon sehr schwierig. Gründe dafür sind, daß häufig positive psychotische Symptome bei Jugendlichen mit Depression oder Manie auftreten, andererseits bei schizophrenen Psychosen mit schleichendem Verlauf erste Rangsymptome nach Schneider häufig fehlen und es ist dementsprechend auch schon in den älteren Publikationen immer wieder darauf hingewiesen worden, daß Klarheit wie eine eindeutige Zuordnung oft erst in einem weiteren Verlauf gesehen werden kann. Deshalb sind Mißinterpretationen einer affektiven Psychose als eine schizophrene im frühen Lebensalter nicht selten, wie dies früher schon berichtet wird (Joyce, 1984; Poustka und Lehmkuhl, 1982, 1983). Zudem kommt, daß etwa 1/3 der Patienten mit erster schizophrener Episode auch an bedeutsamen affektiven Symptomen leiden, ohne daß man sich entschließen kann, die Diagnose einer schizoaffektiven Psychose zu stellen. Die beste Voraussagekraft, ob es sich um eine affektive Psychose handelt, ist eine vollständige Remission einer ersten Episode innerhalb von sechs Monaten und die Abwesenheit von schleichendem Beginn und negativen Symptomen, die am besten unabhängig von bestehenden affektiven Symptomen diskriminieren zwischen einer schizophrenen Form und Verlauf und einer affektiven Psychose (Hollies, 1999).

In Bezug auf die schizoaffektiven Psychosen, aber auch atypischen Psychosen ergeben sich wenig deutliche differentialdiagnostische Unterscheidungsmöglichkeiten auf diesem unsicheren Hintergrund der Erstmanifestationen. Es bleibt demnach im Kindes- und Jugendalter eine unbefriedigende diagnostische Kategorie mit einer geringen prädiktiven Validität und geringen Langzeitstabilität (Hollies, 2000).

Für die Diagnose einer schizoaffektiven Psychose werden ja grundsätzlich ein Zusammentreffen eines manifesten affektiven und eines schizophrenen Syndroms gefordert. Da für eine entsprechende Diagnose einer schizoaffektiven Psychose beide Kriterien beider Psychosen notwendig sind, reichen natürlich einzelne, wenige Symptome aus einer der beiden Formenkreise nicht aus. Nach Marnereos et al. (1988) sind die Mehrzahl schizoaffektiver Psychosen in ihrem Erscheinungsbild polymorph, das heißt, im Verlauf treten unterschiedliche Episodenformen auf, bei denen sich Symptome aus den Krankheitsbereichen Schizophrenie, Depression und Manie abwechseln können, bzw. in unterschiedlicher Intensität im Verlauf auftreten können. Sowohl im DSM-IV- als auch im ICD-10-Klassifikationssystem wird gefordert, daß beide Syndrome gleichzeitig bzw. während derselben Episode auftreten sollen, daher gibt es hier eine Diskrepanz zwischen den Anforderungen der Klassifikationen und den empirischen Belegen. Aus diesen Gründen ist auch zum Beispiel in den oben zitierten Langzeituntersuchungen von Hollies (2000) festgestellt worden, daß die Sensitivität der Diagnostik ausgesprochen niedrig ist. Demnach variieren auch die angegeben Häufigkeitszahlen (meist aus Inanspruchnahmepopulationen) stark: So gibt Eggers (1998) an, daß 57 Schizophrenien, die vorpubertär aufgetreten waren 16 (28 %) als schizoaffektiv zu diagnostizieren gewesen wären. Bei Werry (1991) waren es unter 59 Kindern und Jugendlichen mit psychotischen Störungen 10 %. In einer Mannheimer Untersuchung (Lay et al. 2000) waren es bei 156 stationär behandelten Jugendlichen mit psychotischen Störungen 25 mit einer schizoaffektiven Störung (16 %). Dabei waren auch in dieser Untersuchung die strikten Kriterien der ICD, ähnlich wie bei Martereos, in vielen Fällen nicht streng berücksichtigt worden. Im übrigen blieb auch die relativ große Anzahl schizoaffektiver Psychosen, die Eggers in der Vorpubertät beobachtet hatte, in anderen Untersuchungen wegen der ausgesprochene Unsicherheit in Bezug auf diese sehr frühe Entstehungsalter ohne Bestätigung. In einer Zusammenfassung stellt daher Blanz (2002) fest, daß die im Jugendalter beginnenden schizoaffektiven Psychosen nicht die für den Erkrankungsbeginn im Erwachsenenalter beschriebene Zwischenstellung zwischen schizophrenen und affektiven Psychosen einnehmen.

Diese Unsicherheiten werden auch dadurch mit verursacht, daß schizoaffektive Psychosen, besonders auch bei frühem Beginn, viel mehr den schizophrenen Psychosen ähneln, und zwar in Bezug auf die Defizite im schulischen und im Ausbildungsbereich, wie auch in der sozialen Anpassung.

Vorkommenshäufigkeit, Klinik

Schizoaffektive Psychosen werden bei Minderjährigen relativ selten diagnostiziert. In einer Übersicht über fünf Jahre der klinischen Fälle der Frankfurter Kinder- und Jugendpsychiatrie waren es gerade 0,6 % der Fälle, die zur Aufnahme kamen (meist stationär, siehe Tabelle 1).

Tabelle 1: Klinische Fälle, KJP Frankfurt, 1997 bis 2002 Diagnosegruppe F2 (exklusive F25) und F25

Diagnose		Häufigkeit	%
F0	organische psychische Störungen	11	0,6
F1	durch psychotrope Substanzen	38	1,9
F2	schizophreniforme Störungen	51	2,6
F25	schizo-affektive Störungen	12	0,6
F3	affektive Störungen	83	4,3
F4	neurotische, Belastungs- und somatoforme Störungen	251	12,9
F5	Verhaltensauffälligkeiten mit körperlichen Störungen	82	4,2
F6	Persönlichkeits- und Verhaltensstörungen	74	3,8
F7	Intelligenzminderung	19	1,0
F8	Entwicklungsstörungen	133	6,8
F9	Verhaltens- und emotionale Störungen	1198	61,4
Gesamt		1952	100,0

Im Vergleich zu schizophrenieformen Störungen (ICD-10: F2) mit 51 Fällen (2,6 % der Inanspruchnahmepopulation) und affektiven Störungen (F3) mit 83 Fällen oder 4,3 % zeigt sich, daß auch in diesem Formenkreis unter den Diagnosegruppen der schizophrenieformen Störungen bzw. affektiven Störungen die schizoaffektive Psychosen eine Rarität darstellen. In anderen großen Langzeituntersuchungen, die von Kindern und Jugendlichen ausgehen, wie der Maudslay-Nachuntersuchungsstudie von Hollies, 2000, finden sich unter den Psychosen 50 % der Fälle mit einer Schizophrenie, 25 % mit einer affektiven Psychose, aber nur 13 % mit einer schizoaffektiven bzw. 8 % mit einer atypischen Psychose. Die Sensitivität bezüglich der Sicherheit der Diagnosestellung liegt dabei bei der Schizophrenie bei 80 %, bei affektiven Psychosen bei 82 %, hingegen bei schizoaffektiven nur bei 33 % und 0 % bei den atypischen Psychosen. Zudem wird die Langzeitstabilität dieser Diagnosen in diesem Alter bei der schizoaffektiven Psychose als ausgesprochen unsicher angesehen.

Wenn man trotz dieser Unklarheiten und der geringen Anzahl versucht, einige Merkmale in Bezug auf schizoaffektive Psychosen in der Frankfurter Klinik darzustellen, dann kommt man zu folgenden Verhältnissen:

Bei den schizophrenieformen Störungen überwiegt das männliche Geschlecht in der Aufnahmepopulation (31 männliche und 10 weibliche Fälle), bei den affektiven Psychosen erwartungsgemäß bei weitem das weibliche Geschlecht (25 männlich, 53 weiblich) und bei den schizoaffektiven Psychosen ebenfalls das weibliche Geschlecht (4 : 8). Es nähert sich also eher der Geschlechterverteilung wie bei den depressiven Psychosen an. Die Intelligenzverteilung zeigt bei allen drei Gruppen von Psychosen in diesem frühen Alter ein Überwiegen der durchschnittlichen intellektuellen Leistungsfähigkeit (rund 1/3 der Schizophrenien bzw. schizoaffektiven Psychosen zeigen ein unterdurchschnittliches intellektuelles Leistungsvermögen, hingegen waren unter den behandelten depressiven Psychosen nur 1/10 unter dem intellektuellen Durchschnitt begabt.

Bedeutsam scheinen aber in Bezug auf jene abnormen psychosozialen Umstände, die während seiner Entwicklung auf das Kind einwirken, bzw. aktuell zum Aufnahmezeitpunkt diagnostizierbar sind und denen eine gefährdende Einwirkung auf die kindliche Entwicklung zukommt – wie zum Beispiel abnorme Erziehungseinflüsse, psychiatrische Erkrankungen unter den Familienmitgliedern, Streit, Mißhandlung, andere abnorme Erziehungsbedingungen, negative Lebensereignisse und eine Reihe anderer Faktoren (Poustka et al., 1994) bei schizoaffektiven Psychosen weitaus häufiger vorzukommen, als bei schizophrenen oder affektiven Psychosen. Dies trifft sowohl für die aktuellen abnormen psychosozialen Umstände als auch die früheren abnormen psychosozialen Umstände zu. Kinder, auf die diese abnormen Umfeldbedingungen zutreffen, benötigen in der Regel auch längere Aufenthalte zu ihrer Behandlung. Dies bildet sich deutlich in der Übersicht über unsere Patientenpopulation ab. So war die mittlere Aufenthaltsdauer bei schizophrenieformen Störungen 64 Tage, bei affektiven Psychosen 40, aber bei schizoaffektiven Erkrankungen 105 Tage. Dies zeigt an, daß es sich bei dieser kleinen Behandlungsgruppe um eine schwerwiegendere, durch umfangreiche Komplikationen, auch der Umfeldbedingungen, handelt, die schwieriger zu untersuchen sind.

Wenn man frühere Komplikationen, zum Beispiel während der Schwangerschaft, der Geburt und postpartal betrachtet, bzw. auch die Verzögerungen in den Meilensteinen der Entwicklung, so sehen wir, vielleicht auch wegen der kleinen Zahl der schizoaffektiven Psychosen, keine deutlichen Unterschiede. Es fallen lediglich die Verzögerungen in der frühkindlichen Entwicklung auf, insbesondere im sprachlichen Bereich und in den Schulleistungen. Ferner zeigen sich die größeren Unterschiede zwischen schizophrenieformen und depressiven Störungen zu Ungunsten der Ersteren, so bestanden bei 21 % der Fälle mit schizophrenieformen Störungen Hinweise für eine deutliche Verzögerung der sprachlichen, Entwicklung, hingegen nur bei 4 % der depressiven Zustände bei affektiven Psychosen, was allerdings auch einen Geschlechtereinfluß widerspiegelt, nämlich der günstigeren Sprachentwicklung bei Mädchen generell. Die Schulleistungen waren bei den schizophrenen Störungen in einem deutlicheren Ausmaß gestört als bei den affektiven Psychosen (59 : 42 %). Bei den affektiven Psychosen fanden sich keine Hinweise für eine Sprachverzögerung in der Kindheit, die Schulleistungen waren aber im selben Ausmaß gestört wie bei den schizophrenen Störungen. In Bezug auf die Art der besuchten Schulen, der Schichtzugehörigkeit und dem Alter gab es keine Unterschiede zwischen den drei verschiedenen Gruppierungen.

Erschwerend wirkten sich neben den oben festgestellten höheren Belastungen negativer psychosozialer abnormer Einwirkungen auf die Jugendlichen aus ihrem Umfeld auch die klinische Bedeutsamkeit aus (Blanz, 2002), und zwar wegen der hohen Suizidalität, den polymorphen Verläufen (die eher mit einer Intelligenzminderung einhergehen), die auch bei einer Erstpsychose einer Symptomatik, die eher an eine affektive Symptomatik denken läßt, anzeigt, daß in 85 % der Nachuntersuchten mit bedeutenden Defiziten und Abhängigkeit von der Familie oder sozialen Systemen in einem Alter, in dem sonst Jugendliche bereits sehr viel selbständiger leben können und auch der Verlauf scheint ungünstiger zu sein als im Vergleich mit Jugendlichen mit einer rein schizophrenen Symptomatik und hier wiederum auch ungünstiger, als es sich beim Beginn dieser Störung erst im Erwachsenenalter zeigen würde (Blanz, 2002). So sind auch 85 % der Nachuntersuchten auf ständige ärztliche Betreuung angewiesen.

Prognose

Besonders eindrucksvoll sind die Defizite in den Prodromalstadien bei Jugendlichen mit schizophrenen bzw. schizoaffektiven Psychosen (Kasten 1). Gerade der soziale Rückzug, das Versagen in schulischen bzw. Ausbildungssituationen trifft Jugendliche viel empfindlicher und umfassender. Das heißt auch, daß wesentlich nachhaltigere Reifungsdefizite sowohl in der emotionalen, sozialen als auch kognitiven Entwicklung zu erwarten und dafür verantwortlich sind, daß diese frühen psychotischen Störungen und besonders schizoaffektiver Art eine derartig schlechte Langzeitprognose, insbesondere auch im Vergleich zum Erwachsenenalter, zeigt (Schmidt et al., 1995).

Kasten 1: Prodromalstadien

Besonders bei jungen Menschen Prodromalphase durch eine Wochen oder Monate mit unspezifischen Symptomen auffällig:

- Interessenverlust, sozialer Rückzug, Fernbleiben von der Arbeit, Reizbarkeit Überempfindlichkeit
- nicht pathognomonisch
- untypisch für die betreffende Person
- oft genauso belastend für die Familie
- beeinträchtigend für den Patienten
- Prodromalstadien wesentlicher Teil der gesamten Krankheitsentwicklung
- schon dieses Stadium wirkt sich wegen der Einwirkung auf die kognitiven und emotionalen Reifungsprozesse im Jugendalter besonders beeinträchtigend auf die Ausbildungssituation und der sozio-emotionalen Verselbständigung aus

Die Diagnose schizoaffektiver Psychosen ist daher ähnlich ungünstig, wie früh einsetzende schizophrene Störungen und auch Jarbin et al., 2003, zeigen, daß in einer Nachuntersuchung von 81 Jugendlichen eine Schizophrenie und schizoaffektive Psychosen, die später schizoaffektiv werden, eine ungleich schlechtere Prognose haben, als etwa im Vergleich zu früh beginnenden affektiven Psychosen. Insbesondere ungünstige Verlaufsprädiktoren sind dabei früher Erkrankungsbeginn, männliches Geschlecht, Fehlen stabiler Partnerschaft, ein genetisches Risiko, schleichender Beginn, negative Symptome zu Beginn, schlechte prämorbide soziale Anpassung, frühe Entwicklungsstörungen der Persönlichkeit, ein schlechtes Ansprechen pharmakologischer Behandlungen, ein hoher Status von Angehörigen mit expressiver Emotionalität (das heißt die Tendenz, außerordentlich emotional belastend und intrusiv auf die Erkrankten zuzugehen, gleichzeitig auch ein hohes Ausmaß von negativer Kritik ihnen gegenüber zu äußern). Hinzu kommt, daß die beruflichen Leistungs- und Ausbildungsanforderungen in Industrieländern in den letzten Jahren so angestiegen sind, daß es einfach zu wenige Möglichkeiten gibt, wenig anspruchsvolle, einfach Arbeiten erledigen zu können bzw. finden zu können.

Behandlung

Die Behandlung muß daher wesentlich umfangreicher sein und ein sogenanntes multimodales Therapieprogramm vereinigen. Dies ist insbesondere für schizoaffektive Psychosen in einem großen Aufwand erforderlich. Dies drückt sich ja auch in den längeren Verweildauern in der Klinik schon während des akuten Zustandes aus. Hier werden eine Reihe von Therapieformen angewandt, die vom sozialen Kompetenztraining über supportive, behaviorale Familientherapie, ein Management um den Ausbildungs- und Kontakterfordernissen Hilfestellungen zu vermitteln und eine ausgeprägte Psychopharmakatherapie notwendig sein. Dabei erwies sich in verschiedenen Untersuchungen auch (Blanz, 2002), daß, wie erwartet, die Kombination von Neuroleptika und Antidepressiva weitaus günstiger wirksam ist, als die Verordnung von Neuroleptika alleine, daß aber auch der Kombination von Stimmungsstabilisatoren mit oder ohne Neuroleptika eine eher untergeordnete Rolle der akuten Behandlung zukommt.

Literatur

Blanz B. Schizoaffective Psychoden und Depression. In: H. Braun-Scharm (Hrsg.) Depressionen und komorbide Störungen bei Kindern und Jugendlichen. Wissenschaftliche Verlagsanstalt, Stuttgart, 2002, 183–188

Eggers C. Die schizoaffektiven Psychosen im Kindesalter. In: Schizoaffektive Psychosen. Maneros A. (Hsg.) Springer, Berlin, 1998, 119–135

Hollies C. Adult Outcomes of Child- and Adolescent-Onset Schizophrenia: Diagnostic Stability and Predictive Validity. Am J Psychiatry 2000; 157, 1652–1659

Hollies C. Schizophrenia and allied disorders. In: M. Rutter & E. Taylor (Eds.) Cild an Adolescent Psychiatry, 4th Edition 1999, 612–635

Jarbin H, Ott Y, von Knorring A-L. Adult Outcome of Social Function in Adolescent-Onset Schizophrenia and Affective Psychosis J. Am. Acad. Child Adolesc. Psychiatry 2003, 42 (2), 176–183

Joyce PR. Age of onset in bipolar affective disorder and misdiagnosis as schizophrenia. Psychol Med 1984, 14, 145–149

Lay B, Blanz B, Hartmann M, Schmidt MH. The psychosocial outcome of adolescent-onset schizophrenia: a 12-year followup. Schizophr Bull. 2000, 26 (4), 801–816

Leitlinien zu Diagnostik und Therapie von psychischen Störungen im Säuglings-, Kindes- und Jugendalter. Herausgeber: DGKJP, BKJPP, BAG; Redaktionskomitee (federführend: MH Schmidt, F Poustka). Deutscher Ärzte-Verlag, Köln, 2003

Marneros A, Rohde A, Deister A, Jünemann H. Syndrome shift in long-term course of schizoaffective disorder. Eur Arch Psychiatry Neurol Sci 1988, 238, 97–104

Marneros A, Röttig S,·Wenzel A, Blöink R, Brieger P. Affective and schizoaffective mixed states Eur Arch Psychiatry Clin Neurosci 2004, 254, 76–81

Poustka F, Lehmkuhl G. Kombinationsbehandlung mit Lithium und Carbamazepin bei affektiven Psychosen im Jugendalter. Z. Kinder-Jugendpsychiat. 1983, 11, 388–398

Poustka F, Lehmkuhl G. Lithium-Therapie bei manisch-depressiven Psychosen im Jugendalter. Z. Kinder-Jugendpsychiat. 1982, 10, 230–241Poustka F. unter Mitarbeit von B Burk, M Bästlein, S Denner, G van Goor-Lambo, D Schermer: Assoziierte Aktuelle Abnorme Umstände. Achse Fünf des Multiaxialen Klassifikationsschemas für psychiatrische Erkrankungen im Kindes- und Jugendalter (ICD-10). Glossar der WHO in deutscher Übersetzung mit Interview für Eltern (Life-Time Fassung) und Kindern. SwetsTest, Frankfurt/M., 1994

Schmidt MH, Blanz B, Dippe A, Koppe T, Lay B. Course of patients diagnosed as having schizophrenia during first episode occurring under age 18 years. Eur Arch Psychiatry Clin Neurosci 1995, 245, 93–100

Werry JS, McClellan JM, Chard L. Childhood and adolescent schizophrenia, bipolar and schizoaffective disorders: a clinical and outcome study. J Am Acad Child Adolesc Psychiatry 1991, 30, 457–465

Peter Hartwich

Zur Psychodynamik und Psychotherapie schizoaffektiver Psychosen

In der Geschichte unseres Faches wurde die Aufteilung der endogenen Psychosen von Kraepelin in der Hinsicht betont, daß auf der einen Seite schizophrene und auf der anderen Seite manisch-depressive Erkrankungen beschrieben wurden. Zwischenformen hat er zwar gesehen, diese Patienten aber nicht als eigene Gruppe betrachtet. Schon zu Kraepelins Zeiten hat Urstein im Jahre 1912 eine Monographie vorgelegt, in der Charakteristika dieses Zwischentyps ausgewiesen wurden. Der Begriff „Schizoaffektive Psychosen" stammt von Kasanin aus dem Jahre 1933, wobei allerdings zu bemerken ist, daß zu den von ihm beschriebenen Patienten auch psychoreaktive Störungen gehörten und dadurch die gemeinsame Schnittmenge mit der heutigen diagnostischen Einteilung der schizoaffektiven Psychosen nur gering ist. J. Angst aus Zürich ist derjenige, der die heutige Definition der schizoaffektiven Psychosen am stärksten geprägt hat. Er schrieb 1980, daß, je länger der Psychiater sich mit Diagnostik und Therapie von psychisch kranken Menschen befaßt, desto häufiger die Diagnose „Schizoaffektive Psychose" stelle. Olbrich und Mitarbeiter haben 1999 eine Untersuchung vorgelegt, in der sie zu dem Ergebnis kamen, daß bis zu 30 Prozent der Aufnahmen in psychiatrischen Kliniken als schizoaffektiv diagnostiziert wurden. Heute ist die Diagnose „Schizoaffektive Psychose", insbesondere dank der Arbeiten von J. Angst in den gängigen diagnostischen Systemen (ICD 10 und DSM IV) verankert und zwischen den schizophrenen und den affektiven Erkrankungen lokalisiert.

An psychotherapeutischen Ansätzen ist über schizoaffektive Erkrankungen bisher wenig publiziert worden. Anders ist es bei schizophrenen, depressiven und auch manischen Erkrankungen.

Wenn man sich mit der Psychodynamik der schizoaffektiven Psychosen beschäftigen möchte, stellt man fest, daß wir hier am Anfang stehen. Deswegen geht es zunächst darum, Kernbereiche herauszufiltern, die uns bei dieser Erkrankung mit ihren speziellen psychopathologischen Elementen weiterhelfen. Entscheidend ist, daß zwei Hauptaspekte in einem sich verändernden Mischungsverhältnis stehen. Einmal die manisch-depressive Komponente, damit ist gemeint, daß Affekt, Antrieb und Dynamik im Vordergrund stehen; das Lebendigkeitserleben wird verstärkt oder vermindert. Zum anderen ist es der schizophrene Aspekt, bei dem psychische Strukturen desintegrieren können, eine Zerfallsgefahr besteht und Gegenregulationen zu beobachten sind.

Psychodynamische Vorstellungen und ätiopathogenetische Modelle hängen eng zusammen. Infolgedessen ist es erforderlich, zunächst die heute gängigen Entstehungsmodelle sowohl der schizophrenen als auch der affektiven Psychosen anzuschauen.

Zu den heutigen Entstehungsmodellen der schizophrenen Erkrankung

Grotstein geht von einer konstitutionellen Hypersensitivität aus, die durch die genetische Disposition und andere, möglicherweise traumatisierende Faktoren, bewirkt wird. Fleck spricht von einer Schwäche der neuromodularen Organisation, die in Wechselwirkung mit anderen Faktoren tritt, beispielsweise mit frühen Objektbeziehungen oder mit traumatisierenden Umweltbedingungen. In diesem interaktionellen Geschehen haben Umweltbedingungen, beispielsweise Bezugspersonen, gestaltenden Einfluß auf die von der Disposition mitgeformten Strukturen und damit auf die Hypersensitivität beziehungsweise Schwäche, die durch die beeinträchtigte Formung der neuromodularen Organisation des Schizophrenen gegeben ist. Das daraus resultierende Verhalten des Betroffenen kann seinerseits irritierend auf die Umwelt, beispielsweise die Bezugspersonen, wirken, die dann in ihrer Unerfahrenheit oder Überforderung mit einem solchen Kind umzugehen, wiederum psychotraumatisierende Verhaltensweisen ausüben. Auf diese Weise wird deutlich, daß wir es hier mit einem zirkulären Prozeß einer wechselseitigen Formung zu tun haben. Wenn wir den Faktor Zeit hinzunehmen, von der Kindheit bis ins Erwachsenenalter, dann kann man – bildlich gesehen – von einer Spirale sprechen. In der Spiralbewegung entstehen möglicherweise Unwuchten durch innere oder äußere Faktoren, die sich dann beschleunigen, aus der Bahn geraten und in eine schizophrene Erkrankung einmünden.

Zu den heutigen Entstehungsmodellen der affektiven Erkrankung

Schauen wir uns heutige gängige Modelle der affektiven Störungen an, beispielsweise das der Depressionsentwicklung, wie es Aldenhoff entwickelt und Boeker modifiziert hat, dann wird ebenfalls von einem frühen Trauma ausgegangen. Es handelt sich bei diesem Trauma um eine Einwirkung, die entweder somatischer Natur sein kann, beispielsweise durch Gegebenheiten der genetischen Disposition oder durch Infektion mit einer möglicherweise nachfolgenden Veränderung der Rezeptorenausstattung im ZNS oder durch psychische Komponenten wie etwa die frühkindliche Deprivation, Vernachlässigung oder Mißbrauch. Auch hier spricht man, ähnlich wie bei den Entstehungsmodellen der Schizophrenie, von einer gemischten Vulnerabilität, die aus psychischen, sozialen und biologischen Faktoren zusammengesetzt ist. In der Entwicklung eines Menschen können dann belastende Lebensereignisse in dem Sinne fehlverarbeitet werden, daß eine „biologische Narbe" entsteht, die möglicherweise sogar mit der Veränderung von Rezeptorenkonstellationen verbunden sein kann. Depressive Erkrankungen im Erwachsenenalter können bei diesen Menschen infolgedessen durch traumatische Ereignisse entstehen, beispielsweise Verlusterlebnisse, durch die die frühere Verwundung reaktiviert wird.

Entstehungsmodell der schizoaffektiven Psychosen?

Derzeit ist für die schizoaffektiven Psychosen noch kein gängiges ätiopathogenetisches Modell ausgearbeitet worden, das spezifisch für diese diagnostische Gruppe steht. Wahrscheinlich wird man sich hier eine Zusammensetzung der ohnehin ähnlichen Entstehungsvorstellungen der Schizophrenie und der affektiven Psychosen denken müssen. Hinzu kommt, daß die beiden Aspekte Dynamik und Struktur in ihrer Wechselwirkung zu berücksichtigen sind.

Der Zwischentyp schizoaffektive Psychose hat gegenüber schizophrenen Erkrankungen, von denen er abgegrenzt wurde, eine Reihe von Vorteilen. Aus der Sicht der Vorurteilsbildung in der Bevölkerung ist es nicht unwesentlich, daß der Begriff „Schizophrenie" vermieden werden kann. Betroffene finden sich beispielsweise auch da ein, wo auch Veranstaltungen für bipolare Erkrankungen und andere psychiatrische Störungen abgehalten werden. Ein weiterer Vorteil ist, daß Lithium, Carbamazepin, Valproat und Lamotrigin als Prophylaktika eingesetzt werden können. Wie Tsuang et al. 2000, Deister, Marneros, Rohde et al. 1990 und Angst 1986 festgestellt haben, ist die Langzeitprognose der Schizoaffektiven besser als die der Schizophrenen, allerdings schlechter als die der affektive Störungen. Diese Tatsache ist vermutlich nicht nur auf die Prophylaktika zurückzuführen, sondern auf die stärkere psychische Struktur der Kranken. In der klinischen Beobachtung bei der Durchführung von Gruppenpsychotherapien, in denen Schizophrene und Schizoaffektive gemeinsam behandelt werden, ist zu beobachten, daß Menschen mit schizoaffektiven Psychosen eine größere Ich-Stärke haben als die schizophrenen. Vereinzelt erlebt man auch bei Langzeitbetreuungen von Psychosekranken, daß Menschen, die anfänglich schizophrene Schübe gehabt haben, später in eine mehr affektiv getönte Symptomatik übergehen und in Einzelfällen später nur noch maniforme Phasen haben.

Damit wird deutlich, daß es eine Reihe unterschiedlicher Gestaltungen gibt, in denen sich die affektive zur Überzeichnung tendierende dynamische und die schizophrene desintegrative Dimension begegnen. Bildlich gesehen könnte man das Verhältnis der beiden Dimensionen als kreuzförmig zueinander stehend betrachten, dabei ist die schizophrene Dimension ausgespannt zwischen den beiden Polen: bestehende Ich-Kohärenz und syntones Ich-Erleben einerseits und Ich-Desintegration und Zerfallserleben andererseits. Die affektive Dimension bewegt sich zwischen den beiden Extremen: Antriebsüberschuß, Unwiderstehlichkeitserleben, Grandiositätserleben einerseits und auf der anderen Seite Antriebslähmung, Selbstwertnichtung und depressiver Wahn.

Bei der Frage nach der gemeinsamen Grundlage der vielfältigen Symptome der affektiven Psychopathologie, schlägt Boeker den depressiven Affekt als gemeinsame elementare psychische Dimension innerhalb der unterschiedlichen Erkrankungsverläufe vor. Scharfetter, der dieses Phänomen mit Hilfe seiner Definitionen der Ich-Störungen empirisch überprüft hat, fand heraus, daß Vitalitätsverlust und Schwere der Depressivität miteinander positiv korrelieren. Um auch die manische Komponente mit einzubeziehen, haben wir (Hartwich, Grube 2003) vorgeschlagen, von einer Veränderung der erlebten Lebendigkeit im Sinne eines Verlustes oder Steigerung zu sprechen.

Fragt man nun, was das Gemeinsame der schizophrenen Dimension sei, so steht hier die Veränderung der Struktur im Vordergrund, die einer Desintegration anheimfällt, in der Fragmentierung und Kohäsionsverlust stattfinden.

Erfolgt eine Desorganisation bzw. Desintegration, dann kommt es in vielen Fällen zu Symptomen der Aufmerksamkeitsstörungen. Hier können Selektion, Tenazität und Weite der Aufmerksamkeit sowie Ablenkbarkeit erheblich beeinträchtigt sein, hinzu kommen Konzentrationsstörungen und Gedankenabreißen. Es handelt sich dabei um Symptome, die vermutlich als unmittelbarer Ausdruck der Desintegration anzusehen sind. Die Struktur ist angegriffen, weitere Auflösung und Zerfall drohen. Vorher, solange das Strukturniveau noch relativ stabil war, können sich Abwehrmechanismen bilden. Bei längerer Labilisierung der Struktur und Kohärenzverlust kommt es, bei entsprechender Disposition, zu Gegenregulationsmechanismen im Sinne von Parakonstruktionen (Hartwich 1997). Es handelt sich dabei um Symptome auf psychotischem Strukturniveau mit genetisch disponierter Sollbruchstelle. Die Parakonstruktion des Psychosekranken ist in diesem Sinne ein Symptom, das wir als Gegenregulation auf eine Desintegration bzw. ein Fragmentierungserleben interpretieren. In diesem Sinne sind Symptome nicht nur als etwas Defizitäres anzusehen, wie die oben angegebenen Aufmerksamkeitsstörungen, sondern es sind kreative Kräfte in der Psyche, die bewirken, daß Partialkohärenzen auf einem Organisationsniveau, das die Parakonstruktion bildet, entstehen. Wenn wir Wahnbildungen, eine Vielzahl mutistischer, coenästhestischer und katatoniformer Symptome sowie vereinzelte Halluzinationen als mehr oder weniger mißglückte Gegenregulationen ansehen, dann handelt es sich um das Prinzip der Parakonstruktion. Der Vorteil der psychodynamischen Betrachtungsweise eines Symptoms als Parakonstruktion und nicht als Abwehr liegt bei der Psychose darin, daß die Parakonstruktion ein Begriff der „Somatopsychodynamik" ist; während der Begriff Abwehr der rein psychodynamisch gemeint ist in dem Sinne, daß Psychisches aus Psychischem hervorgeht. Die Somatopsychodynamik schließt die Wechselwirkung zu somatisch nahen Aspekten, wie genetische Disposition, Veränderung der neuromodularen Organisation und möglicherweise bestehende strukturelle und funktionelle Hirnveränderungen bei Schizophrenen mit ein.

Eine solche psychodynamische Betrachtungsweise, die bestimmte Symptome der Psychosen als Gegenregulationsprinzip der Psyche anerkennt, ist in der historischen Entwicklung unseres Faches schon früh vorgenommen worden (Ideler, Bleuler, Freud, Scharfetter, Benedetti, Mentzos u.a.).

Bei affektiven Psychosen sprechen wir von einer Wechselwirkung von Dynamik und Struktur, das heißt von depressivem oder manischem Affekt in Interaktion mit dem Kohäsionsverlust. Der Schizoaffektive hat gegenüber dem Schizophrenen den Vorteil, daß er mit seiner affektiven Dynamik möglicherweise seine Kohäsionsfähigkeit stärken kann. Das unterscheidet ihn vom Schizophrenen auf der einen Seite und auch vom affektiv Erkrankten, ob bipolar oder monopolar, auf der anderen Seite. Wir gehen von der Hypothese aus, daß die affektive Dynamik eine Bindungsstärke hat in dem Sinne, die begonnene Fragmentierung zusammenfügt. Moduliert die affektive Dynamik die Strukturschwächen in angemessener Amplitude, kann sich das Strukturniveau im Laufe der Zeit verbessern. Werden affektive Amplituden zu groß, das heißt werden die Affekte zum depressiven oder zum manischen Pol zu intensiv, dann sind sie nicht mehr förderlich für die Verbesserung der Kohäsion. Die Fragmentierung wird dann nicht mehr verbunden, das heißt die Bindungsstärke geht verloren in dem Sinne, daß die Fragmente in einem affektiven Strom gewissermaßen mitgerissen werden und dann nur noch im depressiven Versündigungswahn oder im manischen Größenwahn einer einseitigen Ausrichtung unterliegen.

Bei der Betrachtung der Besonderheiten der schizoaffektiven Parakonstruktion und der psychodynamischen Wechselwirkung der beiden genannten Dimensionen lassen sich drei Stufen voneinander unterscheiden:

Auf der ersten Stufe werden hypomane oder depressive Affekte gegen die Desintegration eingesetzt und die Fragmentierungsgefahr wird mehr oder weniger gebunden.

Auf der zweiten Stufe gerät die Intensität des gegenregulierenden Affektes außer Kontrolle und es kommt entweder zu maniform expansiven Auslenkungen bis hin zum parakonstruktiven Größenwahn oder zum tief depressiven Zustand bis hin zur Lähmung des Lebendigkeitserlebens mit der Parakonstruktion der depressiven Erstarrung oder des depressiven Wahns.

Auf der dritten Stufe kann es sein, daß die Gegenregulation ganz versagt, die Manie verworren wird oder die schizophrene Desintegration in Selbstfragmentierung deutlich dekompensiert.

Bei den schizoaffektiven Psychosen gibt es eine Reihe unterschiedlicher Prägnanztypen. Aus psychodynamischem Blickwinkel haben wir uns an Levitt und Tsuang (1988) angelehnt und hier die Gleichzeitigkeit schizophrener und schizoaffektiver Anteile in Wechselwirkung und Dominanz der Gewichtungsstruktur übernommen, wobei schizodominante, affektivdominant depressive und affektivdominant maniforme voneinander unterschieden werden.

Aus der Schrift von Hartwich und Grube 2003 seien die folgenden Fälle zitiert:

1. Psychodynamische Wechselwirkung des schizodominanten Typs

Ein 49-jähriger Patient leidet schon seit über 20 Jahren an rezidivierenden schizoaffektiven Schüben, die zusammen mit seiner schizophrenen Symptomatik manisch oder auch ausgeprägt depressiv sein können. Jetzt fällt in der Familie auf, daß er sich zurückzieht, zunehmend inkohärent spricht und eine Reihe von Fehlhandlungen im Haushalt begeht. Von der Familie muß er zu den einfachsten Verrichtungen wie Körperpflege und Nahrungsaufnahme gedrängt werden. Es bestehen schwere kognitive Beeinträchtigungen. Der autistische Rückzug ist der erste Versuch, weiterer Fragmentierung seines Selbst zu entgehen. Das reicht jedoch nicht aus, er sucht in Schriften von Einstein eine Gesamtformel für ein harmonisches und friedliches Sozialleben auf der ganzen Welt. Jetzt gelingt es ihm, eine affektive Komponente stärker in sich zu provozieren. Er „beamt" sich in andere Kontinente, um seine Idealformel maniform zu verbreiten.

In der späteren Bearbeitung seines psychotischen Erlebens kommt zur Sprache, daß er sich bei Zunahme seiner kognitiven Störungen – also bei Zunahme des drohenden Zerfalls und der Ich-Auflösung – in eine maniform getönte Affektlage hineinzusteigern pflegt und sich dabei von der Außenwelt abschirmt. Er kultiviert seine grandiose Affektlage und scheint sich damit vor weiterer Desintegration schützen zu können. Er versucht zu Hause zu bleiben und die Aufnahme in die psychiatrische Klinik solange wie möglich hinauszuschieben. Zur Behandlung werden Neuroleptika und Lithium eingenommen. Bei seinen zahlreichen Schüben geht er immer wieder nach ähnlichem Muster vor. Gelegentlich muß er am Ende doch in die Klinik, wenn seine Gegenregulationsversuche in Form einer maniform expansiven Parakonstruktion, in der er sich als Retter der bedrohten Welt erlebt, nicht ausreichen.

Der Patient läuft dann Gefahr, daß seine affektiven Kräfte nicht ausreichen, um die Desintegration zu vermeiden. Hering (2004) stellt eine bemerkenswerte psychodynamische Hypothese auf, welche die Wechselwirkung und die Symptomoszillation der beiden Dimensionen schizophren und affektiv beleuchtet: Er geht von der Kohutschen Vorstellung aus, daß zwei Bereiche des Selbst, der gesunde und der psychotische, durch eine „Wand" voneinander getrennt seien. Diese Konstellation bezeichnet Kohut als vertikale Spaltung. „Die psychotische Katastrophe ist das panische organismische Erleben des Zerfalls und der Auflösung. Die eruptiven Kräfte der Selbstfragmentierung stoßen gegen die vertikale Schranke, reißen sie nieder und überschwemmen den gesamten seelischen Organismus." Für die schizoaffektive Psychose bezeichnet Hering die Affekte, zu denen auch Scham- und Neidgefühle zählen, als Bollwerk gegen den drohenden psychotischen Zusammenbruch. Um der Dynamik der Affekte den entsprechenden Platz einzuräumen, „ließe sich dem gesunden und dem psychotischen Selbst noch eine dritte Instanz hinzufügen; sie könnte als „Niemandsland" zwischen den Grenzen der beiden Selbstteile bezeichnet werden" (Hering 2004). Die Beobachtung, daß affektive Dynamik der Desintegration entgegenwirkt und damit vom Kranken selbst als stabilisierender Faktor gegen die Fragmentierung eingesetzt wird und daß bei einem Zuviel an Affekt vor der pathologischen Übersteigerung nicht Halt gemacht werden kann und die Schutzfunktion versagt, veranlaßt Hering zu der anschaulichen Beschreibung, daß „anders als bei der Schizophrenie, wo die vertikale Spaltung als die einzige ungeschlossene Mauer betrachtet werden kann, die Trennwand der schizoaffektiven Störung aus zwei porösen Mauern besteht mit einem ‚Niemandsland' dazwischen; in diesem Hohlraum sind diejenigen Affekte angesiedelt, die in kritischen Situationen eine Bollwerkfunktion gegen die Fragmentierung der Selbstidentität haben ... Allerdings können die Affekte bei starken Fragmentierungsgefahren in ihrem Bestreben das Identitätserleben zu retten, eine Virulenz entwickeln, die sie mit zerstörerischer Wucht gegen die Mauern des Hohlraums prallen läßt. Die Spaltungsgrenze, die als noch hinreichend intakte Einrichtung dem psychotisch Kranken eine gewisse seelische Sicherheit gibt, bricht zusammen. Die panischen Gefühle der Auflösung des Selbst breiten sich aus. Die Affekte haben ihre Schutzfunktion verloren" (Hering).

2. Psychodynamische Wechselwirkung des affektiv-dominanten depressiven Typs

Eine 40-jährige Patientin wird derzeit stationär behandelt. Ihre Erkrankung besteht seit elf Jahren; wegen schizoaffektiver Episoden war sie bisher achtmal in klinischer Therapie. Jetzt ist sie in ihrer Depression affektiv erstarrt und ohne Motivation. Vor der Einweisung hat sie ihr achtjähriges Kind an eine Pflegefamilie verloren. In ihrem jetzigen psychopathologischen Zustand kommt sie über Wochen trotz vorsichtiger thymoleptischer Versuche nicht aus ihrer emotionalen Lähmung heraus. Wir sehen neben endogenen Faktoren in der Erstarrung eine schizodepressive Parakonstruktion; diese hat die Funktion die Patientin vor Enttäuschung, Wut und Trauer um den Verlust ihres Kindes zu schützen. Solche starken Emotionen würden bei ihr sonst schizophrene Symptome provozieren.

Die Parakonstruktion der Erstarrung, die mit einem Totstellreflex verglichen werden kann, gilt es zu verstehen und in der Therapie zu berücksichtigen. Das bedeutet beispielsweise, daß zu hohe und zu schnelle Thymoleptikaaufdosierungen Emotionen mobilisieren würden, die das derzeitige Strukturniveau der Patientin einer psychotischen Zerfallsgefahr aussetzen würden. In der therapeutischen Begleitung gilt es, den Zustand mitzutragen und langsam die Ansätze zur Trauerarbeit zu katalysieren.

Bei genereller psychodynamischer Betrachtung der Symptomoszillation schizoaffektiver Patienten zwischen mehr objektbezogener affektiver und selbstbezogener schizophrener Haltung stellt die affektive Kraft eine Schutzfunktion dar, die sich nicht allein auf maniform gehobene Stimmungszustände bezieht, sondern auch auf manche depressive Befindlichkeiten. Nicht selten ist im Vorgang des Negativierens eine enorme Kraft gelegen, die einen Schutz gegen das Zerreißen des Selbst darstellen kann. Hierzu sei auch eine Fallbeschreibung von Hering angeführt: „Eine andere Form des selbstschützenden Negativierens zeigte ein auswärtiger Patient mit schizoaffektiver Störung, den ich während einiger Sitzungen kriseninterventorisch begleitet hatte. Er beschrieb sich als ‚so gefühllos wie ein Stein', was man ihm ansehe, weil er sich – tatsächlich etwas – ‚steinern bewege', so daß er deshalb um seine berufliche Existenz fürchte. Er nannte es auch hinsichtlich unserer Zusammenkünfte als ‚nutzlos', daß ‚man' sich mit einem ‚so wertlosen Gestein' befasse. Erst als wir überlegten, daß der Stein sehr wohl von Wert sein könne, weil er vielleicht einen Hohlraum habe, in dem möglicherweise etwas Kostbares liege, auf das sehr Acht gegeben werden müsse, taute der Patient auf. Sogar seine Bewegungen wurden geschmeidiger. Er sagte: ‚Ich glaube, daß ich mich in diesem Hohlraum selber beschütze.' Er brauchte nun das ‚Versteinerungsgefühl' nicht mehr in dieser extremen Form wie vorher, und gleichzeitig konnte er sein Wertlosigkeitsgefühl des ‚nutzlosen Steins' mildern, weil er sah, daß der Granit eine rettende Funktion für ihn hatte."

3. Psychodynamische Wechselwirkung des affektiv-dominanten maniformen Typs

Ein 40-jähriger Patient leidet seit zwölf Jahren an rezidivierenden schizoaffektiven Schüben, welche trotz Phasenprophylaktika zu Dekompensationen führen, die stationär behandelt werden müssen. Zwischenzeitlich hat er stabilere Perioden, in denen es ihm gelingt durchzuhalten und seinem Beruf nachzugehen. Immer wenn ein depressiver Sog ihn ergreift und ihn „herabzuziehen" droht, versucht er dagegen anzugehen. Hierzu hat er verschiedene Praktiken entwickelt, um sich, wie er sagt, „wieder aufzuladen". So haben für ihn Bücher mit religiösen Inhalten und auch „spirituelle Personen", die er aufsucht, eine „Triggerwirkung". In diesen Zeiten stellt er sich seinen Wecker ein bis zwei Stunden vor der üblichen Aufstehzeit, um sich mit den genannten Schriften und religiösen Ritualien „aufzutanken"; dadurch gewinnt er die Kraft für den Tag, um seinem Beruf nachzugehen. Allerdings kommt es trotzdem gelegentlich zu psychotischen Auslenkungen, die er in Kauf nimmt. Manchmal verliert er den Realitätsbezug ganz und steigert sich in seine eigene Überwertigkeit hinein. Er sagt dann: „Ich bin Gott." Im Sinne von Kohut (1973) erreichte er eine Mobilisierung seiner narzißtischen Größenphantasien, deren archaische Kräfte eine derart gefährliche Überstimulierung des Ich provozierten, daß es zu einer Fragmentierung von Selbst- und Selbstobjekten kam.

Bei seinem Bemühen, vom depressiven Sog wegzukommen, schafft er sich eine maniform-spirituelle Parakonstruktion, die ihn aufwertet, mit der er aber Gefahr läuft, in schizophren ausgeprägte Zustände auszuufern. Im Laufe der Jahre war bei ihm zu beobachten, daß sich das Mischungsverhältnis zwischen der schizophrenen und der affektiven Dimension immer wieder veränderte, wobei entweder seine psychodynamischen Anstrengungen erfolgreich waren oder die dispositionelle Strukturschwäche die Kräftemobilisierung nicht aushielt. Hering spricht zwar davon, daß Affekte ein fundamentales Bollwerk gegen den drohenden psychotischen Zusammenbruch sind; hier haben wir aber ein Beispiel vor uns, bei dem die Qualität der Affekte variiert wird. In Erweiterung der Beobachtung, daß Affekte grundsätzlich den realistisch-gesund gebliebenen Selbstanteil vor der Überflutung des psychotischen Selbst schützen, kommt es hier zu einer bewußten Umlenkung der Affekte in die positive Gestimmtheit hinein, um sie angenehmer handhaben und regulieren zu können. Allerdings liegt die Versuchung nahe, die positiven Gefühlsladungen immer weiter zu steigern, bis die ohnehin poröse Grenze zum psychotischen Selbst durchlöchert wird. Bemerkenswert ist, daß die positive Ladungsrichtung in Größenwahn und Allmachtphantasien zunächst beibehalten werden kann, um in der weiteren Entwicklung in dysphorisch gereizte Mischzustände überzugehen.

Wir wollen hier die eingangs gestellte Frage nach den „outcome" beeinflussenden Faktoren, die den Behandlungsverlauf der schizoaffektiven Psychosen gegenüber schizophrenen begünstigen, aufgreifen. Aus den oben genannten Beispielen wird deutlich, daß die Patienten in der Lage sind, durch Modulation ihres affektiven Zustandes der schizophren psychotischen Desintegration entgegenzuwirken. Bei der maniformen Auslenkung wird das Größenselbst (Kohut 1973) mobilisiert. Bei der depressiven Auslenkung kann die Erstarrung der Gefühlslebendigkeit verhindern, daß eine zu hohe emotionale Intensität sich negativ auf die Selbstkohärenz des Psychosekranken auswirkt. Entscheidend ist, daß die Stärke der innewohnenden affektiven Energie als schützende Qualität von den Schizoaffektiven so genutzt werden kann, daß sie unter der Schwelle des unaushaltbaren Übermaßes bleibt.

Zwei weitere Therapiebeispiele sind ebenfalls dem Buch von Hartwich und Grube 2003 entnommen:

Fall 1

In dieser Falldarstellung wird der Krankheitsverlauf eines Patienten beschrieben, bei dem im Laufe der Jahre unterschiedliche Typisierungen einer schizoaffektiven Psychose zur Ausprägung kamen. Bei ihm konnten in jahrelanger Psychotherapie Ich-Stärke und Strukturniveau angehoben und gefestigt werden. Es gilt nachzuzeichnen, wie Fragmentierungszustand, Niveau der Strukturschwäche und Symptome in Form von Gegenregulationsmechanismen, teilweise Parakonstruktionen, sich in einer jahrelangen therapeutischen Begleitung wandeln. Es handelt sich um den jetzt 55-jährigen Patienten W.Z., der seit 16 Jahren behandelt wird und in dieser Zeit zwölf stationäre psychiatrische Aufenthalte erlebte. Etwa seit acht Jahren ist er bereit, eine einigermaßen kontinuierliche psychotherapeutische Behandlung im ambulanten Setting einzugehen. In der Familienanamnese wurde angegeben, daß die Mutter an schweren Depressionen gelitten habe, der Vater sei Schreinermeister gewesen und habe dafür gesorgt, daß die fünf Kinder eine strenge katholische Erziehung genossen. Der Patient war jüngstes Kind und Nachzügler, er galt als „das Jüngelchen" in der Familie, hatte zwei ältere Schwestern und zwei ältere Brüder. Im Dorf war der Vater eine angesehene Person neben dem Pastor und dem Dorfpolizisten. Die frühe Kindheit des Patienten war dadurch geprägt, daß die Mutter ständig krank war, es durfte kein Lärm im Haus entstehen und alle hatten Rücksicht zu nehmen. Das „Jüngelchen" wurde von ihr vereinnahmt und verhätschelt. Den Vater habe er als unnahbar erlebt, unterdrückend und mit wenig Verständnis. Von den Geschwistern sei er nicht ernst genommen worden. Schon früh habe er den Pastor des Dorfes bewundert. Er hatte die höchste Wertigkeit, selbst der Vater habe ihm nicht widersprochen. Die Schule sei für ihn immer sehr anstrengend gewesen, er habe aber alles geschafft. Danach habe er sich zum Theologiestudium entschlossen. Er war der Einzige, der in der

Familie studierte, was ihm eine gewisse Anerkennung einbrachte. Er quälte sich durch das Studium, konnte es aber erfolgreich abschließen. Danach habe er sich die weitere Laufbahn als Priester versagt, er habe das erforderliche Sendungsbewußtsein nicht gehabt. Statt dessen sei er in einen christlichen Orden eingetreten und lebte mit einigen Glaubensbrüdern in einem Haus zusammen. Im Rahmen des Ordens konnte er auch einige Studienaufenthalte in anderen Ländern absolvieren. Er schloß sich den Grundprinzipien der Bescheidenheit, der Demut und des Verzichts auf eigenen Besitz an. In dieser Haltung verrichtete er zusammen mit den anderen Glaubensbrüdern Arbeiten, die als niedrig angesehen wurden. Er wurde als Straßenkehrer und bei der Müllentsorgung tätig. Mit 36 Jahren wurde ihm bei einem Studienaufenthalt in Italien bei seiner Glaubensgemeinschaft seine eigene sexuelle Orientierung deutlicher. Ein Mitbruder, der homosexuell war, sprach über diese Neigung. Er fühlte sich zu ihm hingezogen und tauschte, nach Deutschland zurückgekehrt, mit ihm Briefe aus.

Mit 40 Jahren kam es zu einem ersten stationären Aufenthalt. Sein Erleben war von überwertigen Ideen und paranoiden Inhalten bestimmt: Einige besondere Bücher seien nur für ihn geschrieben, Dinge seien für ihn gemacht und beeinflußten ihn. Es bestand eine ausgeprägte Ich-Schwäche mit Depersonalisation, Derealisation und katatonen Einsprengeln. Insbesondere das Erlebnis des von außen Gemachten und kurzzeitige erhebliche kognitive Einbußen sprachen neben den schon erwähnten Symptomen für die Annahme der Diagnose einer Psychose aus dem schizophrenen Formenkreis.

Noch im selben Jahr kam es zu einem zweiten stationären Aufenthalt. Der Patient hatte einen Suizidversuch mit Schlaftabletten unternommen, war in einer ausgeprägt depressiven Verfassung und litt unter massiven kognitiven Beeinträchtigungen. Nach Rekompensation quälte er sich mit der Frage, ob er in dem Orden weiterleben könne. Den vagen Wunsch alleine zu leben hatte er jedoch schnell verworfen. Mit 47 Jahren wurde er nach einem Suizidversuch mit Tabletten und Strangulation aufgenommen. Er berichtete über Männerstimmen, die ihn mit sexuellen Inhalten beschimpften. Wegen des überwiegend depressiven Affektes wurde er zusätzlich mit Antidepressiva und Schlafentzug behandelt, was deutlich zur Rekompensation beitrug.

Mit 48 Jahren wurde der Patient mit einer ersten manischen Episode eingeliefert. Die Lithiumprophylase hatte er zuvor selbständig abgesetzt. Er war sexuell enthemmt, gereizt und verzweifelt.

Mit 49 Jahren kam es wiederum zu einem Suizidversuch, dem eine vierwöchige depressive Verstimmung vorausgegangen war. Er hatte den Eindruck, daß die Menschen über ihn reden. In der Therapie wurde es mittlerweile möglich Themen wie Kirche, Glaube, Beruf und Berufung sowie Sexualität intensiver und offener durchzuarbeiten. Danach konnte er sich auch zu einer psychotherapeutischen ambulanten Weiterbehandlung entschließen. In diesem Zusammenhang gelang es ihm aus der Glaubensgemeinschaft auszuziehen und eine „Lossagung" durch den Bischof zu bewirken. Es gelang ihm alleine zu leben und trotzdem weiterhin guten Kontakt zu seinen Glaubensbrüdern zu behalten.

Mit 51 Jahren wurde er wegen einer Manie in eine psychiatrische Klinik einer anderen Stadt zwangseingewiesen. Vorher hatte er in einem Kloster intensiv meditiert. Er beschrieb deutlich, wie er sich in der Meditation einem Sog nicht mehr habe erwehren können und dann dekompensiert sei. Bei der stationären Aufnahme war er überzeugt, er könne Nachfolger des Papstes werden; nach einigen Tagen sagte er: „Ich bin der Papst". In den letzten sechs Jahren hatte der Patient keinerlei schizophrene Symptome und auch keine depressiven Verstimmungen mehr gehabt. Es kam lediglich zu drei manischen Zuständen. Die maniformen Stimmungsveränderungen waren jeweils durch vorausgehende und für ihn tief gehende Objektverlusterlebnisse ausgeklinkt worden. Einmal war es ein guter Freund, der starb, ein anderes Mal zogen alle seine Freunde aus dem Orden in eine andere Stadt. Zusätzlich spielten bei ihm Onanieschuldgefühle eine belastende Rolle. Wenn es für ihn zu schwer wurde, ging er zur Beichte. Die Beichte hatte für ihn den Effekt einer plötzlichen und sehr deutlichen Erleichterung. An den Tagen danach fühlte er sich gelegentlich überhöht, sagte dann, „Gott hat noch viel mit mir vor", und gab seinem Wunsch Ausdruck doch noch Priester zu werden.

Zur Psychodynamik

In der Gegenübertragung hat man einen Menschen vor sich, der fasziniert und etwas Besonderes ist. Sein Lächeln ist gewinnend, jedoch oft maskenhaft und hat gelegentlich einen herablassenden Ausdruck. Wir werden daran erinnert, daß seinem Größenselbst von der verhätschelnden Mutter keine Begrenzung gesetzt wurde. Zwar gab der Vater die Leitlinien in der Familie an, seine Strenge wurde aber von der Mutter außer Kraft gesetzt. Die Beziehung mit der Mutter war etwas Besonderes gegenüber den Geschwistern und war fast ohne Limitierung. Für die Geschwister war er ein Außenseiter, „das Jüngelchen", das alles durfte und von ihnen nicht ernst genommen wurde. In der schon frühen Entscheidung, Theologe und Priester zu werden, konnte er die Anerkennung des Vaters gewinnen, sich in der Familie eines gewissen Respekts vergewissern, und er konnte Kontakte zu Gleichaltrigen beiderlei Geschlechts vermeiden. Der Kleinste wurde der Größte. Sein späteres Leben in der Bruderschaft bedeutet in gewisser Weise eine masochistische Reinszenierung, da man hier in kollektiver Übereinstimmung dem Leidensweg Christi am nächsten ist, sich aus Überzeugung erniedrigt und sich gleichzeitig, kollektiv wohl eher unbewußt, in religiöser Überhöhung befindet. Die Grundprinzipien Zölibat, Bescheidenheit, Demut und Verzicht auf materielle Güter stellen für ihn eine tragende Gruppennorm dar, die ihn vor der Bewußtwerdung seiner homosexuellen Neigungen und damit der Problematik seiner Ich-Identität zunächst schützt. Die nicht immer im Verborgenen bleibenden Wünsche, Priester oder auch später Papst zu werden, sind ein Ausdruck der Mobilisierung archaischer Größenphantasien, die einer durch schwere Identitätsprobleme belasteten schwachen Ich-Struktur zunächst Stärke vermitteln, dann aber in der Übersteigerung nicht mehr aufrechterhalten werden können. Somit kommt es im Rahmen weiterer labilisierender Kreisprozesse zu Selbstfragmentierungen schizophren-psychotischen Ausmaßes, einschließlich beginnenden Zerbrechens der Ordnung des psychomotorischen Selbst, wobei im Nachhinein diagnostisch aufgrund der starken affektiven Beimischungen eher von einer schizoaffektiven Psychose zu sprechen ist. In der folgenden Zeit erfährt er zunehmend, wie seine Größenphantasien nicht mehr dauerhaft halten, sondern an der Realität abprallen, was zu tief depressiven Zuständen beiträgt und schwere, ernst gemeinte Suizidversuche nach sich zieht.

Es wird ihm zunehmend deutlich, daß er ein Zölibat mit Unterdrückung jeglicher sexueller Regungen nicht leben kann. Schuldgefühle werden überwertig, sein Gewissen kann nur noch in der Beichte entlastet werden. Die Entlastungsfunktion regt allerdings sofort seine Größenphantasien wieder an. Archaische Elemente heizen zusätzlich ein und hypomanische und manische Zustände beherrschen sein Erleben. Die Faszination für ihn, im religiösen Bereich eine hoch angesehene Person darzustellen, ist so groß, daß er immer wieder danach greift, um sich in dieser irrealen Größenphantasie wohl zu fühlen und sie gegen andere Formen von Dekompensationen zu setzen. Die maniforme Kraft hilft ihm andersartige psychotische Erlebnisweisen zu reduzieren oder ganz zu vermeiden. So sind ab dem 50. Lebensjahr, seit er im Rahmen der Therapie ein eigenständiges Leben führt und an seinen psychischen Problemen in der kontinuierlichen Therapie aktiv arbeiten kann, keine schizophrenen Symptome im Sinne einer stärkeren Desintegration und Selbstfragmentierung mehr aufgetreten. Hierin sehen wir einen Fortschritt im Sinne eines festeren Strukturniveaus, wobei sicherlich auch die Tatsache eine Rolle spielt, daß er für sich selbst seine Homosexualität akzeptieren und sie außer mit dem Therapeuten noch mit zwei weiteren Freunden besprechen kann. Erwähnenswert ist in diesem Zusammenhang, daß er sich erst zu einem engeren intensiven psychotherapeutischen Kontakt entschließen konnte, als er auf einen Therapeuten traf, der von seiner Art her stark realitätsorientiert und strukturierend arbeitet. Der Patient konnte die mit der Therapie einhergehende Reduktion seines Größenselbst und die damit verbundene narzißtische Kränkung allmählich besser akzeptieren.

Wir halten bei diesem Krankheitsbild zunächst einmal die Tatsache fest, daß eine genetische Disposition zur Psychose besteht. Im Rahmen der Interaktion mit der Familie, insbesondere mit der Mutter, erfolgt eine Wechselwirkung der Beziehung, bei der seine besondere Empfindsamkeit, seine konstitutionelle Hypersensitivität, von der Mutter aufgenommen wird; es wird gewissermaßen in einem innerfamiliären zusätzlichen Schutzraum durch die Mutter eine Privatwelt mit nicht durch die Realität beeinträchtigten oder reduzierten Größenphantasien geschaffen. Es liegt die Vermutung nahe, daß seine Vulnerabilität oder Empfindsamkeit schon sehr früh mit den erwähnten Gegenregulationsmechanismen kompensiert wurde, die sich mächtiger, kreativer und maniformer Energien bediente. Seine erste psychotische Dekompensation, bei der die latente Disposition im Rahmen seiner belastenden persönlichen Lerngeschichte manifest wird, führt zu einer derartigen Strukturstörung, daß die individuellen und kollektiven Abwehrmechanismen nicht mehr halten und eine erhebliche Fragmentierung des Selbst statthat. Seine Psychose nimmt ein schizophrenes Gepräge an. In den späteren Jahren wird deutlich, daß für ihn der depressive Affekt mit dem „Ausweg" in die suizidalen Gedanken ein parakonstruktives Halteprinzip darstellt, in dem die Stärke des Affektes ebenfalls der Gefahr der Fragmentierung entgegengesetzt wird. Gleichzeitig wird deutlich, daß auf dem Boden seiner Disposition zur Psychose die narzißtische Kränkung durch die Konfrontation mit der Realität eine Tiefe erreicht, die im Endogen-Depressiven ankommt, hier aber auf einem Krankheitsniveau gehalten wird, das nicht mehr mit einer Fragmentierung einhergeht, sondern mit einem tief depressiven Affekt. Es ist also durchaus die Frage angebracht, inwieweit der depressive Affekt vor einer stärkeren Fragmentierung schützen kann. Im nächsten, sozusagen im dritten Stadium gelingt es dem Patienten Größenideen zuzulassen. Es handelt sich damit um regressive Anteile, die Anklänge an Erlebensformen aus der frühen Kindheit darstellen. Er kommt auf das

Niveau der Reaktivierung seines Größenselbst. Hiermit gewinnt er alte Rettungsprinzipien zurück, nämlich die Vorstellung Priester oder Papst zu werden, als Parakonstruktionen, in denen das Selbst stärker kohärent bleibt. Diese Vorgänge, mit denen eine kreative, maniforme Kraft verbunden ist, kann er hilfreich der Fragmentationsgefahr und den Desintegrationsgeschehnissen einer mehr schizophreniform geprägten Psychose entgegensetzen. Diese Form der Regression war zu der Zeit, als die schizoaffektive Psychose ein stärker schizophrenes Gepräge hatte und die organismische Fragmentierungsgefahr wesentlich größer war, nicht möglich, ebenfalls nicht zu der Zeit, als die schizoaffektive Psychose vorwiegend depressiv ausgeprägt war.

Hering (2004) hat den raschen Wechsel der Symptome bei schizoaffektiven Psychosen Symptomoszillation genannt. Er meint damit die Schwingungen zwischen affektiv-objektbezogenem und schizophrenietypisch-selbstbezogenem Erleben. Hering stellt aufgrund ähnlicher Beobachtungen an Patienten die folgende Hypothese zur Bedeutung der Oszillation zwischen affektiven und schizophrenen Erlebnissen für das psychodynamische Verständnis der schizoaffektiven Psychosen auf: „Ein auslösendes Ereignis bedroht die Selbstidentität. In einer ersten Phase des Krankheitsverlaufs setzt die Symptomoszillation als ein dynamischer Vorgang ein, das heißt, abwehrend versucht der Patient, Schutz bei neuen Affekten zu finden. Aber die affektive Verarbeitungsfähigkeit des Erlebnisses reicht häufig nicht aus, um die untergründig wahrgenommene Gefährdung des Selbst durch Fragmentierung abzuhalten. Daher setzt sich der Oszillationsprozess fort, bis im gelinderten Fall das Gleichgewicht wieder hergestellt ist oder die Episode maligne in die zweite, die schizophrene Erkrankungsphase ausufert."

Fall 2

Ein weiteres Beispiel. Die jetzt 59-jährige Patientin Fatima wurde vor 30 Jahren das erste Mal stationär wegen einer paranoid-halluzinatorischen Schizophrenie psychiatrisch behandelt. Vor der Aufnahme hatte sie sich im Frankfurter Zoo entkleidet und versucht in das Eisbärengehege zu klettern. Mit den Symptomen Verfolgungswahn, akustischen Halluzinationen, Denkzerfahrenheit und parathymem Affekt wurde sie eingewiesen. Für die nächsten 30 Jahre ist davon auszugehen, daß die Patientin unbehandelt, chronisch wahnhaft und teilweise in leidlich rekompensiertem Zustand lebte, ohne regelmäßigen Kontakt zu psychiatrischen Institutionen zu haben. Sie bezieht jetzt eine Witwenrente. Zur jetzigen Aufnahme führten eine lebensbedrohliche Elektrolytentgleisung und eine Rhabdomyolyse, die vermutlich im Rahmen eines wahnhaften Erlebens durch Mangelernährung in Form des ausschließlichen Verzehrs von Gelbwurst und Abführtee verursacht wurden. Sie gab an, sie werde verfolgt, sie werde von implantierten Kameras beobachtet. In orientalisch anmutender Verkleidung, mit verklärtem Gesichtsausdruck und bedeutungsvoller Stimme berichtete sie ein ausufernd verzweigtes Wahnsystem, das religiös getönt war, durchsetzt von Größenideen und einem Abstammungswahn. Sie erlebte sich als Weltenherrscherin und Welterneuerin. Affektinadäquat wurden auch brutale und aggressive Inhalte berichtet. Sie wirkte beseelt und beglückt, war stets freundlich und heiter. Sie zeigte einen ausgeprägten missionarischen Eifer, forderte von Gesprächspartnern sich mit der Bibel zu beschäftigen und rügte auch mangelhafte Bibelkenntnis. Obwohl sie keine Krankheitseinsicht zeigte, akzeptierte sie eine neuroleptische Behandlung, drängte nicht auf Entlassung und begründete dieses damit, daß es in der Klinik nicht die Probleme bezüglich Essensvorschriften gäbe wie in der eigenen Wohnung. Nach etwa drei Wochen verlor der Wahn zunehmend an Bedeutung. Eine mit der Videokamera aufgenommene Exploration verarbeitete sie dahingehend, daß sie nun ihre Wahrheiten ausreichend verkündet habe und stillschweigen müsse. Zunehmend begann sie sich mit alltagsrelevanten Themen auseinanderzusetzen, auch der Vorschlag einer gesetzlichen Betreuung wurde akzeptiert. Mit Abklingen des Wahns und wachsender Auseinandersetzung mit der Realität wurde die Stimmung zunehmend ernsthafter und der Realität angemessen. Sie konnte schließlich berichten, sie sei vom Vater häufig geschlagen worden und habe in der Kindheit öfter Sprechverbot erteilt bekommen. Die Eltern hätten beide gearbeitet und seien selten zu Hause gewesen. Im Gegensatz dazu hatte sie in ihrem Abstammungswahn ihre leibliche Herkunft glorios ausgemalt: Sie sei das Kind reicher Eltern und hätte weggegeben werden müssen. Nach einigen Wochen verfiel die Patientin in einen depressiven Zustand, der über eine postremissive Erschöpfung eindeutig hinausging. Sie wurde affektstarr, hoffnungslos und resigniert, hatte keinen Appetit und schlief schlecht. Sie äußerte bilanzierende Gedanken: „Das Leben mache so keinen Sinn". Ihr Körper sei schwach, sie sei ein Pflegefall geworden und glaube nicht an Besserung.

Aus psychodynamischer Perspektive hatte der beschriebene und lange Zeit anhaltende religiöse Wahn insofern eine parakonstruktive Haltefunktion, als daß schwerere Ich-Störungen im Sinne des Verlustes der Ich-Demarkation und weiterer Desintegration vermieden werden konnten. Vor der gegenwärtigen stationären Aufnahme schien es allerdings so weit gekommen zu sein, daß nach Jahren die Kraft und Kreativität der Parakonstruktion nicht mehr ausreichte, wohl auch aufgrund der chronischen Mangelernährung, also einer zusätzlichen körperlichen Schwäche. Durch die körperliche Erholung in der Klinik, die positive Kontaktaufnahme sowie die Gabe der Neuroleptika wurde das Strukturniveau ihrer Ich-Stärke so weit gefestigt, daß die gerade zuvor verstärkt aufgetretene Desintegrationsgefahr eingedämmt werden konnte. Damit war es für sie nicht mehr nötig, die parakonstruktiven Anteile des Abstammungswahns sowie der religiösen Überhöhung in der Weise zu leben wie zuvor. Nach Jahren kam es statt dessen aber zu einer massiven narzißtischen Kränkung ihres Größenselbst, indem sie mit der Realität konfrontiert wurde und diese nicht mehr im psychotischen Sinne verleugnen konnte. Eine derartig massive Kränkung ihres Selbstwertgefühls bedeutete eine brutale Erschütterung ihres somatopsychischen Integrals. Die Gefahr einer Fragmentierung mit weiteren desintegrativen schizophren-psychotischen Symptomen stand unmittelbar bevor. Wir sehen die jetzt eingetretene depressive Erstarrung als eine Schutzfunktion im Sinne einer depressiven Parakonstruktion. In der damit verbundenen emotionalen Geronnenheit kann der anstehenden Fragmentierungsgefahr etwas entgegengesetzt werden. Früher hatte die Patientin in kreativ-aktiver Weise ihr Größenselbst durch archaische Elemente angeheizt und mit dieser Dynamik eine entsprechende parakonstruktive Wahnsystematisierung erreichen können. Diese Möglichkeit war derzeit durch Neuroleptika eingeschränkt oder vielleicht sogar unterbunden.

Bei der angestrebten therapeutischen Beeinflussung der schizoaffektiven Seite ihrer Erkrankung wurde zunehmend die Abwägung der Antidepressivaindikation relevant, insbesondere die Interaktionen der beschriebenen psychodynamischen Aspekte mit den Thymoleptikawirkungen. Die Frage war, ob die Patientin in dem depressiven Stadium durch den Einsatz von Antidepressiva eine Steigerung des Antriebs erlangen könnte, der als Kraft ausreichen würde, um dem möglichen Desintegrationsgeschehnis entgegenzuwirken. Wir gingen also von der Hypothese aus, daß Antidepressiva die schwer depressive Verfassung rekompensieren könnten, ohne daß eine Fragmentierung erfolgt und ohne daß es notwendig wäre, wieder auf das wahnhaft übersteigerte Größenselbst zurückgreifen zu müssen. Ein weiterer Gesichtspunkt bestand darin, daß beim Einsatz von Antidepressiva auch Komplikationen entstehen können: Würde nämlich die Patientin durch eine zu rasche und zu intensive Behandlung mit zu hoher thymoleptischer Dosis aus der depressiven Erstarrung herausgerissen werden, so hätte sie ihren depressiv-parakonstruktiven Schutz verloren und würde in eine schizophren getönte desintegrative Symptomatik dekompensieren. Damit wird deutlich, daß die Behandlung eines solchen schizoaffektiv geformten Psychosestadiums nur mit einer behutsamen und entsprechend gering dosierten Thymoleptikagabe zu verantworten ist. Im vorliegenden Fall war es möglich, die Patientin mit einer Kombination von Neuroleptika und Antidepressiva in einen rekompensierten Zustand zu bringen, in dem weder die Depression noch der Größenwahn oder andere Wahnelemente im Vordergrund standen, so daß alsbald die Entlassung in ihre vorherige Umwelt möglich wurde. In späteren Kontakten stellte sich allerdings heraus, daß Kontaktarmut und die mangelnden Kompensationsmöglichkeiten in ihrer sozialen Situation sowie die Ablehnung einer weiteren ambulanten Behandlung wieder zu Rückschritten führten. Sie hielt die permanente Konfrontation mit der Realität nicht aus. Infolgedessen wurde im Rahmen einer intrapsychischen Gegenregulation von der Patientin wieder auf Anteile des Größenwahns zurückgegriffen; Faszination und das Positive im Erleben konnten der Einsamkeit in der Realität entgegengehalten werden. Entscheidend ist, daß die Patientin auf ein Niveau angehoben werden konnte, auf dem ihre Ich-Struktur es ihr möglich machte, wiederum in ihrer Umwelt mit einiger persönlicher Lebensqualität zurechtzukommen.

Psychotherapeutische Möglichkeiten

Bei der Auswahl der therapeutischen Verfahren zur Behandlung schizoaffektiver Psychosen ist die Unterstützung der autotherapeutischen Gegenregulierungskräfte von entscheidender Bedeutung. Droht beispielsweise eine Strukturbelastung im Sinne eines Kohärenzverlustes, kommt es darauf an, daß die Stärke der bindenden affektiven Energie als schützende Qualität von den Menschen mit schizoaffektiven Psychosen so genutzt werden kann, daß sie unterhalb der Schwelle des unaushaltbaren Übermaßes bleibt. Alle Therapieverfahren, ob pharmakotherapeutisch oder psychotherapeutisch akzentuiert, sind darauf ausgerichtet, sowohl die affektive Dynamik zu modulieren als auch die Desintegrationsgefahr zu vermindern. Das steuernde Eingreifen erfolgt in vielen Fällen zunächst durch Therapie mit Psychopharmaka, häufig Neuroleptika in Kombination mit Thymoleptika, des Weiteren durch Prophylatika wie Lithium, Carbamazepin, Valproat und Lamotrigin. Wichtig sind der Einfluß des Milieus und weitere soziale Bedingungen. In Verbindung mit den eben genannten therapeutischen Maßnahmen geht es uns darum, durch das Wecken kreativer Energien die dem Patienten innewohnenden therapeutischen Potentiale zu nutzen.

Kreativität als therapeutisches Potential
Was ist Kreativität?

Die damit assoziierten Begriffe sind Originalität, Erfindungsreichtum, Flexibilität, Schöpferisches, Entdeckung und Außergewöhnliches. Wenn man diese Aussagen auf einen gemeinsamen Nenner bringen möchte, dann handelt es sich vorwiegend um etwas *Neues*. Beispielsweise neue Verfahren, neue Methoden, neue Maschinen, neue Kunstwerke und neue Lösungen eines Problems. Wenn man nun weiterfragt, was einen kreativen Menschen ausmacht, so beschreibt Guilford zwei hervorstechende Persönlichkeitszüge, einmal den Drang zu entdecken, zu erfinden, zu entwerfen, und zum zweiten die Fähigkeit zu planen, zu ordnen, dem Ganzen eine *Struktur* zu geben. Zu den weiteren Eigenschaften gehört die Fähigkeit, etwas unbeirrt umzusetzen, was mit einer gewissen Durchsetzungsfähigkeit einhergehen muß. Crutchfield beschrieb als hervorstechend das Merkmal des Non-konformismus im Gegensatz zu ich-bezogenen Motivationen. P. Matussek (1974) und Frenkel-Brunswik (1949) haben die Eigenschaft der Ambiguitätstoleranz herausgestellt. Damit ist gemeint, daß kreative Menschen das Aushalten des Ungelöstseins, den Schwebezustand des noch nicht Entschiedenseins, belassen zu können. Es geht darum, keine vorschnelle Lösung zu suchen, die zwar Spannung beseitigt, aber den Nachteil hat, noch nicht ausgereift zu sein, sondern die Lösung dann zu finden, wenn sie sich bietet.

Wenn man fragt, was das eigentlich Schöpferische, das im engen Sinne Kreative, ist, gibt es darauf eine Reihe von Antworten. K. Eissler und A. Mitscherlich weisen darauf hin, daß das Schöpferische als ein Geheimnis respektiert werden möge. Crutchfield schreibt, wie solche originellen Ideen entstehen, ist noch ein ungelöstes Rätsel, und C.G. Jung, der sich in analytischen Behandlungen von Künstlern mit dem Schöpferischen beschäftigt hat, sieht darin einen autonomen Komplex, der in seiner Dynamik den ganzen Menschen beherrschen kann.

Die Entfaltung der kreativen Kraft ist etwas, was wir alle erfahren können, wenn wir etwas wissenschaftlich bearbeiten, einen Artikel schreiben, ein Gedicht schreiben, ein Bild malen oder eine Skulptur schaffen. Außer diesen Beispielen gibt es noch eine Vielzahl von Möglichkeiten, Kreativität zu erleben. Dabei kann uns eine manchmal seltsame Dynamik ergreifen, die gelegentlich in eine Art Rauschzustand übergehen kann, der uns dann fortträgt.

Damit sind wir bei der Frage angelangt, wer ist eigentlich kreativ? Matussek steht auf dem Standpunkt, daß jeder Mensch kreativ sei, nicht nur der Begabte, und daß Kreativität in jeder Situation aktiviert werden könne. Arieti unterscheidet gewöhnliche Kreativität, die fast jeder Mensch habe, und große Kreativität, die besonderen Menschen vorbehalten sei. Eine extreme Formulierung stammt von Beuys in seinem bekannten Ausspruch: „Jeder Mensch ist ein Künstler"; wir halten es eher mit Navratil, der sagt, „Jeder Mensch ist kreativ".

M. Stein vertritt die Ansicht, daß Psychosekranke nicht kreativ seien; aufgrund ihrer Selbstkommunikation käme es häufig nur zu einem Wortsalat. Diese Meinung teilen wir nicht. Zu unterscheiden ist jedoch zwischen einer individuellen gegenüber einer kollektiven Kreativität. Die individuelle Kreativität entwickelt sich bei Psychosekranken besonders dann, wenn Desintegration und Entordnung des somatopsychischen Integrals stattfinden, wenn psychische Strukturen kollabieren, zerreißen, sich spalten, was als Kohärenzverlust und Selbstfragmentierung erfahren wird. Die oben beschriebenen Gegenregulationsanstrengungen, insbesondere die Parakonstruktionen, sind *kreative Möglichkeiten*, Autoregulationsprozesse des Selbst in Gang zu bringen, um das in Zerfallsgefahr stehende psychische Integral zu retten. Sicherlich sind die Symptome der Psychosen, beispielsweise Wahn, Mutismus, Halluzinationen, coenästhetische Leiberlebnisse etc., dabei keine echten Rekonstruktionen, deswegen sprechen wir auch von Parakonstruktionen, die kreative Schutzmechanismen darstellen. Dabei kommt es zu typischen Phänomenen, die für kreative Menschen beschrieben worden sind: beispielsweise originelle Verrückungen, Nonkonformismus, Erfindungsreichtum, außergewöhnliche Ideen, divergentes Denken und auch das Phänomen des starken Festhaltens und des Bedürfnisses zu kommunizieren treten auf.

Kreative Verfahren sind somit in der Lage, Energie zu wecken, zur Schaffung von Struktur beizutragen und Desintegrationsgefahren zu lindern. Dabei wird die Kraft, die sonst im Symptom gebunden ist, zu etwas Beweglichem. Bei der entsprechenden Stärke und Dauer der Kreativitätserfahrung, die von einer Reorganisation der Struktur gefolgt ist, kommt der Patient in die Lage, das Symptom, an dem er vorher unbeirrt festhalten mußte, loszulassen. In der Regel erfährt dieses Vorgehen eine Unterstützung durch Neuroleptika, Thymoleptika und Phasenprophylaktika, durch Strukturgebung und Milieu des klinischen Umfeldes, des Einbezugs der Angehörigen und sonstiger therapeutischer Maßnahmen.

An zwei Beispielen soll die Arbeit mit kreativen Energien deutlich gemacht werden:

Malen mit Hilfe eines Computerprogramms
(siehe auch: Hartwich, Brandecker 1993, 1994, 1997)

Schizoaffektive Patienten, die durch ihre Disposition strukturelle Defizite haben, indem Desorganisationen und Desintegrationen stattfinden können, erfahren beim Malen mit Pinsel und Papier gelegentlich gefährliche Situationen. Durch bestimmte Farbintensitäten oder Formen können emotionale Inhalte „losgetreten" werden, die in der gegenwärtigen Situation zu viel an affektiver Ladung haben und damit die Aushaltbarkeit der psychischen Situation überfordern. Im Gegensatz zum herkömmlichen Malen kann beim Malen mit Hilfe eines Computerprogramms hier schonender und schützender vorgegangen werden. So wird beispielsweise beim Computermalen durch das Malprogramm in seiner strikten Logik, eine Struktur vorgegeben, die für den Patienten hilfreich sein kann. Ferner ist es wichtig, daß emotional belastende Bildteile, oder Farben perfekt radiert oder gelöscht werden können. In der Therapiestunde sitzt der Therapeut neben dem Patienten. In dem Moment, in dem er merkt, daß etwas Dargestelltes zu angstbesetzt wird, legt er dem Patienten nahe, das Bild zu speichern und den Bildschirm leer zu machen. Damit ist der Vorteil offensichtlich, daß zu einem späteren Zeitpunkt dieses Bild wieder hervorgeholt werden kann und der Patient übt, sukzessive und zeitlich gestreckt mit der dargestellten Gefühlsladung umzugehen. Entscheidend ist, daß dieser Vorgang fraktioniert wiederholt werden kann. Mittels Computertechnik kann damit ein Ablauf simuliert werden, der im psychischen Bereich eine Analogie zum Abwehrmechanismus der Verdrängung nahe legt. Man beobachtet nämlich dabei, daß Patienten gelegentlich sehr entlastet sind, wenn in einer solchen Situation die Abbildung verschwindet und der Monitor wieder „leer" wird. Wir sehen in diesem Vorgang, den der Kranke selbst durchführt, eine Brückenfunktion zur möglichen Wiederherstellung seines eigenen Abwehrmechanismus der Verdrängung. Beim fraktionierten Wiederhervorholen, das einem Spiegelvorgang gleichkommt, kann das subtile Wechselspiel zwischen Zulassen und Abwehrenmüssen von gefühlsbeladenen Inhalten zeitlich gestreckt und für den Patienten angepaßt aushaltbar eingebracht werden. Damit ist bei dieser kreativen Methode ein Kernstück psychosenmodifizierter psychodynamisch-psychotherapeutischer Vorgehensweise realisierbar. Weiterhin ist für unsere Kranken entscheidend, daß sich ihr kreatives Potential, das bei der Beschäftigung mit dem Malen aufsteigt, entfalten kann und sich innerhalb einer steuerbaren Struktur bewegen läßt.

In dem Wechselspiel zwischen Dynamik und Struktur, das bei schizoaffektiven Psychosen eine hervorstechende Rolle spielt, können Farben, die den Gefühlen entsprechen, durch Regeln in einer gewissen Weise kontrolliert werden. In diesem festen Rahmen kann das was auf dem Bildschirm entsteht, durch die kreative Arbeit des Patienten mit dem Computer eine starke Stimulierung erfahren, die mit dem Erfahren von Kreativität einhergeht. Dabei ist die Logik des Computerprogramms aufgrund ihrer Strukturvorgabe ein Schutz vor Überschwemmung, Desintegration und Abgleiten in die Psychose.

Mittlerweile haben wir über 800 Bilder von psychosekranken Patienten gesammelt, die sich gut eignen, um den computermaltherapeutischen Ansatz zu quantifizieren und empirisch zu bearbeiten. Es handelt sich bei den Abbildungen um eine Zusammensetzung aus Pixel und damit um digitale Daten. Diese lassen sich durch mathematische Methoden erfassen. Wir haben infolgedessen ein Analyseprogramm zusammen mit einem Informatiker entwickelt und sind dadurch in der Lage, Form- und Farbkriterien zu quantifizieren, die uns ermöglichen, Wahrscheinlichkeiten von Farbkontrasten, Helligkeitsdifferenzen, Auswahl der Farbgebung und Aussagen über die Komplexität der Bilder zu berechnen. Therapieverläufe lassen sich damit abbilden und die Berechnung der Korrelation zum psychopathologischen Befund kann erfolgen.

Bildhauerei mit Stein
(siehe auch: Hartwich 1997, Hartwich, Weigand-Tomiuk 2002)

Wir bevorzugen bei der Arbeit mit Stein neben Sandstein und Alabaster insbesondere Marmor. Der Stein hat eine feste Struktur, kann zu einem harten Gegner werden, ist ein ursprüngliches Material unserer Erde und läßt sich bei der Bearbeitung keine Schnelllösung aufdrücken. Nur in einem wochenlangen Miteinander ist es möglich, eine Skulptur zu schaffen.

Wir haben inzwischen Erfahrung mit über 100 Patienten über acht Jahre, in deren Verlauf eine Gruppe von Patienten über mehrere Wochen in unserem psychiatrischen Garten zwischen zwei und fünf Stunden pro Tag tätig ist. Ein professioneller Bildhauer und zwei Ergotherapeuten begleiten die Therapie am Stein. Es werden Werkzeuge, Hammer, Spitzeisen, Zahneisen, Flacheisen, Corundstein, Schleifpapier und Diamantschleifschwämme zur Verfügung gestellt. Die Patienten arbeiten unter Einsatz ihres ganzen Körpers. Hierzu ein Beispiel (siehe auch Hartwich, Grube 2003).

Ein 37-jähriger Patient hat mehrere Krankheitsschübe stationär und ambulant durchgemacht. Neben Unruhe, Sprunghaftigkeit und Ideenflucht bestehen überwiegend Größenideen: Er sei der große Dichter, der große Künstler. Pseudogeniale Entwürfe quellen kurzlebig aus ihm heraus. Mit grandioser Zudringlichkeit versucht er seine Umgebung zu überzeugen. Zu seiner schon lange fluktuierenden Symptomatik gehören Rhythmusbeeinträchtigung, Paraordnung und unkoordinierte Bewegungsabläufe.

Die beiden Faktoren 1. psychotische Desintegration und 2. die Erfahrung der Wertlosigkeit in seiner Lerngeschichte als Jugendlicher – er ist von den Eltern an eine Pflegefamilie weggegeben worden, war dort, wie er sagt, „das letzte Rad am Wagen" – haben vermutlich dazu beigetragen, daß seine Parakonstruktion kompensatorisch-megalomane Züge trägt.

Ein direkter Weg von der Parakonstruktion Rekonstruktion bestünde im Loslassen der Größenideen, um auf einem der rezidivierenden Psychose und der Beeinträchtigung angemessenen Niveau leben zu lernen. Dieses in kurzer Zeit allein durch Neuroleptika und psychotherapeutische Gespräche zu erreichen, hat sich als nicht möglich herausgestellt. Warum? Würde man dem Patienten jetzt seine Größenideen nehmen wollen oder würde der Therapeut ihn mit der Interpretation einer „maniformen Abwehr" seines Insuffizienzerlebens unmittelbar konfrontieren, dann würde er sehr hart auf den Verlust an Lebensqualität und Zukunftshoffnung gestoßen werden. Wie sollte er damit umgehen? Das in seinem Inneren festgesetzte Unwertgefühl würde überhand nehmen und ihn in den Suizid drängen können. Um adäquate Schritte in Richtung Rekompensation in Gang zu bringen, gehen wir wieder über ein Medium. Bildermalen oder Ähnliches wäre hier zu schnell und flüchtig. Wir arbeiten mit ihm am Marmorstein. Das ist ein hartes, stark strukturgebendes Medium, das eine Auseinandersetzung über Wochen unter Einsatz des ganzen Körpers erfordert.

Etwas übereilt hat er sich entschieden: Sein Marmorstein soll etwas ganz Besonderes werden, nämlich der Kopf des Sokrates. Er geht nicht ungeschickt damit um, er lernt in der Marmorprojektgruppe unter einem gewissen Gruppendruck, angeleitet durch einen professionellen Bildhauer, die erforderliche Grundtechnik schnell. Er läßt sich auf die Härte des Materials, die Langsamkeit des Vorankommens und die Bewegungsform relativ ausdauernd ein, wobei er nicht so viel redet wie sonst. Bei dem vierwöchigen Kursus in unserem psychiatrischen Garten gelingt es ihm, ca. zwei Wochen täglich bis zu fünf Stunden dabeizubleiben. Es entsteht die Vorgestalt einer Skulptur; diese hebt sich allerdings nicht von dem ab, was die anderen

Zur Psychodynamik und Psychotherapie Schizoaffektiver Psychosen

zwölf Teilnehmer der Projektgruppe formen. Plötzlich – wie er sagt – von der Fülle seiner dichterischen Ideen gedrängt, verlangt er gegen unseren Rat die Entlassung. Allerdings kommt er schon nach zwei Tagen in dekompensiertem Zustand zurück, hat nicht geschlafen, redet verworren, Gedanken reißen ab, akustische Halluzinationen quälen ihn. Nach einigen Tagen erhöhter neuroleptischer Therapie ist er schon so weit rekompensiert, daß er noch für ca. eine Woche die Marmorprojektgruppe mitmachen und auch beenden möchte. Er nimmt die Arbeit an seinem Stein wieder auf.

Was ist geschehen? Das harte Medium verlangt handwerkliches Können, Ausdauer, Konzentration und den Einsatz des ganzen Körpers. Es verlangt dem Anfänger in diesem Metier eine gewisse Bescheidenheit ab. Diese Erfahrung und der Vergleich mit den Steinarbeiten der Gruppenmitglieder relativieren ihn. Seine megalomane Parakonstruktion wird ernüchtert. Zunächst flüchtet er, kommt aber wieder. Die Faktoren Gruppenkohäsion, Faszination der weißen Marmorkristalle und Strukturgebung lassen ihn die Arbeit an der Skulptur fortsetzen.

Aus der Perspektive unseres Vorgehens ist es ihm gelungen, einen Schritt auf dem schwierigen Weg zur Rekonstruktion im Sinne der Wiederherstellung seines Realitätsbezuges vorwärts zu gehen. Ärger und Enttäuschung, die er beim Lockern der megalomanen Parakonstruktion erlebt, kann er in den Stein hineinschlagen und dabei seine aggressive Spannung entladen.

Wir gehen davon aus, daß die erlebte Zerfallsgefahr Schutz- und Kompensationsversuche in Gang setzt, die sich in unterschiedlichen Parakonstruktionsebenen manifestieren, welche die Kranken aufgrund ihrer vielfachen Störungen, insbesondere im kognitiven Bereich, nicht selbst in echte Rekonstruktionen überführen können. Für die Therapie ist es wichtig das jeweils angemessene Medium für den einzelnen Patienten in der gerade gegenwärtigen Situation zu finden; dieses hängt sowohl von individuellen Beeinträchtigungen und Bedürfnissen des Patienten als auch von der jeweiligen Parakonstruktionsebene ab. So geht es auf der Parakonstruktionsebene der Wahnentwicklung um Strukturanregungen für Autonomiebestrebungen. Bei der mutistisch-autistischen Parakonstruktion werden strukturgebende, nichtsprachliche und nichtpersönliche Medien, beispielsweise der Computer, verwendet. Bei der megalomanen Parakonstruktion wird die Auseinandersetzung mit harten Medien vorgeschlagen, die die Struktur stark vorgeben, z. B. Arbeit am Stein unter Einsatz des Körpers.

Fazit

Bei der Frage, wie Kreativität auf die Behandlung schizoaffektiver Psychosen positiv einwirken kann, gibt es eine Reihe von Faktoren zu nennen. Zunächst werden lebendige und positive Kräfte stimuliert, dabei ist das Anbieten von Ausdrucksmitteln bei vorgegebener Struktur wesentlich. Es ist möglich, Emotionen zu materialisieren, konkret verständlich und kommunizierbar zu machen. Die Grundidee ist, daß wir etwas stabilisieren, was hinter der Desintegrationsgefahr liegt, und kreative Kräfte wecken, die beginnende Fragmentierung wieder zusammenfügen können, damit manche Symptome losgelassen werden können und andere gar nicht erst entstehen.

Literatur

Aldenhoff JB (1997) Überlegungen zur Psychobiologie der Depression. Nervenarzt 68, 379–389

Angst J, Preisig M. Outcome of a clinical cohort of unipolar, bipolar and schizoaffective patients. Results of a prospective study form 1959 to 1985. Schweizer Archiv für Neurologie und Psychiatrie 146, 1/95, 17–23

Angst A, Preisig, M. Course of a clinical cohort of unipolar, bipolar and schizoaffective patients. Results of a prospective study from 1959 to 1985. Schweizer Archiv für Neurologie und Psychiatrie 146, 1/95, 5–16

Arieti S (1955) Interpretation of schizophrenia. Basic Books: New York

Benedetti G (1975) Ausgewählte Aufsätze zur Schizophrenielehre. Vandenhoeck & Ruprecht: Göttingen

Benedetti G (1975) Psychiatrische Aspekte des Schöpferischen. Vandenhoeck & Ruprecht: Göttingen

Benedetti G (1983) Zur Psychodynamik und Psychotherapie der Depression. In: Benedetti G et al (eds) Psychosentherapie, Psychoanalytische und existentielle Grundlagen. Hippokrates: Stuttgart

Benedetti G (1987) Analytische Psychotherapie der affektiven Psychosen. In: Kisker KP et al (eds) Psychiatrie der Gegenwart. Bd 5. Springer: Berlin–Heidelberg–New York

Beuys (zitiert in Schottenloher)

Bleuler E (1911) Dementia praecox oder Gruppe der Schizophrenien. Deuticke: Leipzig–Wien

Böker H (1999) Selbstbild und Objektbeziehungen bei Depressionen: Untersuchungen mit der Repertory Grid-Technik und dem Gießen Test an 139 PatientInnen mit affektiven Erkrankungen. Steinkopff: Darmstadt

Böker H (2000) Interaktionsdynamische Depressionsmodelle. In: Böker H (ed) Depression, Manie und schizoaffektive Psychosen. Psychosozial-Verlag: Giessen

Böker H (2001) Psychodynamik der affektiven Psychosen. In: Schwarz F, Maier C (eds) Psychotherapie der Psychosen. Thieme: Stuttgart

Böker H (2002) Psychotherapie bei bipolaren affektiven Störungen. In: Böker H, Hell D (eds) Therapie der affektiven Störungen. Psychosoziale und neurobiologische Perpsektiven. Schattauer: Stuttgart

Deister A, Marneros A, Rohde A et al. (1990) Long-term outcome of affective, schizoaffective and schizophrenic disorders: a comparison. In: Marneros A, Tsuang MT (eds) Affective and schizoaffective disorders. Springer: Berlin–Heidelberg–New York

Federn P (1956) Ich – Psychologie und die Psychosen. Huber: Bern–Stuttgart

Fleck S (1992) The development of schizophrenia: a psychosocial and biological approach. In: Werbart & Cullberg, 179–192

Freud S (1940) Neurose und Psychose. GW Bd. 8. Imago, London, 387–391

Grotstein JS (1990) „Black hole" as the basic psychotic experience: some newer psychoanalytic and neuroscience perspectives on psychosis. Amer Acad Psa, 18: 29–46

Guilford JP (1973) Kreativität. In: Ulmann G (ed) Kreativität. Kiepenheuer & Witsch: Köln

Hartwich P (1980) Schizophrenie und Aufmerksamkeitsstörungen. Zur Psychopathologie der kognitiven Verarbeitung von Aufmerksamkeitsleistungen. Springer: Berlin–Heidelberg–New York

Hartwich P (1986) Schizoaffektive Psychosen. In: Müller C (Hrsg) Lexikon der Psychiatrie. 2. Aufl. Springer: Berlin–Heidelberg

Hartwich P (1986) Abwehr. In: Müller C (ed) Lexikon der Psychiatrie. Springer: Berlin–Heidelberg–New York

Hartwich P (1987) Schizophrenien, Kognitive Gesichtspunkte. In: Kisker KP et al (eds) Psychiatrie der Gegenwart. 3. Aufl. Springer: Berlin–Heidelberg–New York

Hartwich P (1997) Marmorbildhauerei: Kreative Therapie mit psychisch Kranken in einer Pflichtversorgungsklinik. Z Treffpunkte 21:1

Hartwich P (2002) Bildnerisches Gestalten und Quantifizierung. In: Hartwich P, Fryrear JL (eds) Kreativität: Das dritte therapeutische Prinzip in der Psychiatrie. Wissenschaft & Praxis: Sternenfels–Berlin

Hartwich P (2002) Psychodynamik und Psychotherapie schizoaffektiver Psychosen. In: Böker H, Hell D (eds) Therapie der affektiven Störungen. Psychosoziale und neurobiologische Perspektiven. Schattauer: Stuttgart

Hartwich P, Brandecker R (1993) The computer art Therapy (CAT) painting process on the screen in psychotic patients. Z Fortschr Neurol Psychiat, Supplement 61: 4

Hartwich P, Brandecker R (1994) Maltherapie an Bildschirm und Computer bei psychotischen Erkrankungen. In: Ronge R (ed) Videounterstütztes Arbeiten in der klinischen Psychiatrie und Psychotherapie. Wissenschaft & Praxis: Ludwigsburg–Berlin

Hartwich P, Brandecker R (1997) Computer-based art therapy with inpatients: acute and chronic schizophrenics and borderline cases. The Arts in Psychotherapy 24: 367–373

Hartwich P, Fryrear JL (2002) (eds) Kreativität: Das dritte therapeutische Prinzip in der Psychiatrie. Wissenschaft & Praxis: Sternenfels–Berlin

Hartwich P, Grube M (2000) Psychodynamische Aspekte bei der Behandlung schizoaffektiver Psychosen. In: Böker H (ed) Depression, Manie und schizoaffektive Psychosen. Psychosozial–Verlag: Giessen

Hartwich P, Grube M (2003) Psychosen-Psychotherapie. Psychodynamisches Handeln in Klinik und Praxis. 2. Aufl. Steinkopff: Darmstadt

Hartwich P, Weigand-Tomiuk H (2002) Bildhauerei mit Marmor in der Psychiatrischen Klinik. In: Hartwich P, Fryrear JL (eds) Kreativität: Das dritte therapeutische Prinzip in der Psychiatrie. Wissenschaft & Praxis: Sternenfels – Berlin

Hering W (2004) Schizoaffektive Psychose. Psychodynamik und Behandlungstechnik. Vandenhoeck & Ruprecht: Göttingen

Ideler KW (1847) Der religiöse Wahnsinn. Schwetschke: Halle

Jung CG (1922) Über die Beziehungen der analytischen Psychologie zum dichterischen Kunstwerk. In: GW Bd 15. Walter: Olten 1984

Jung CG (1979) Psychogenese der Geisteskrankheiten. 2. Aufl. GW Bd.3. Walter: Olten

Jung CG (1979) Die Dynamik des Unbewußten. GW Bd 8. Walter: Olten

Kendler KS, Eaves LJ (1986) Models for the joint effect of genotype and environment on liability to psychiatric illness. American Journal of Psychiatry 143: 279–289

Kohut H (1973) Narzißmus. Suhrkamp: Frankfurt a. M.

Kraepelin E (1889) Psychiatrie. Ein Lehrbuch für Studierende und Ärzte, 3. Aufl. Barth: Leipzig

Levitt JJ, Tsuang MT (1988) The heterogeneity of schizoaffective disorder: implications for treatment. Am J Psychiat 145: 926–936

Matussek P (1976) Kreativität als Chance. Piper: München

Mentzos S (1991) Psychodynamische Modelle in der Psychiatrie. Vandenhoeck & Ruprecht: Göttingen

Mentzos S (1995) Depression und Manie. Vandenhoeck & Ruprecht: Göttingen

Mentzos S (1996) Psychodynamische und psychotherapeutische Aspekte endogener Psychosen. In: Hartwich P et al (eds) Pharmakotherapie und Psychotherapie bei Psychosen. Wissenschaft & Praxis: Sternenfels–Berlin

Mentzos S (2001) Psychodynamik der affektiven Psychosen: In: Schwarz F, Maier C (eds) Psychotherapie der Psychosen. Thieme: Stuttgart – New York

Navratil L (1965) Schizophrenie und Kunst. dtv: München

Olbrich HM, Fritze J, Lanczik MH, Vauth R (1999) Schizophrenien und andere psychotische Störungen. In: Berger M (Hrsg) Psychiatrie und Psychotherapie. Urban & Schwarzenberg: München – Wien – Baltimore

Prinzhorn H (1922) Bildnerei der Geisteskranken. Ein Beitrag zur Psychologie und Psychopathologie der Gestaltung. Springer: Berlin

Robbins M (1993) Experiences of schizophrenia: an integration of the personal, scientific and therapeutic. Guilford: New York

Roberts GW (1991) Schizophrenia: a neuropathological perspective. Br J Psychiat 158: 8–17

Scharfetter C (1986) Schizophrenen Menschen. 2. Aufl. Urban & Schwarzenberg: München – Weinheim

Scharfetter C (1995) The self-experience of schizophrenics. Empirical studies of the ego/self in schizophrenics, borderline disorders and depression. Private publication, Zürich ISBN 3-9520832-1-6

Scharfetter C (1996) Das weite Spektrum bedürfnisangepaßter Therapien bei Schizophrenen. In: Hartwich P et al (eds) Pharmakotherapie und Psychotherapie bei Psychosen. Wissenschaft & Praxis: Sternenfels – Berlin

Schottenloher G (1995) Der erweiterte Kunstbegriff – ein erweiterter Therapiebegriff. In: Tretter F, Bender W (eds) Kunsttherapie in der Psychiatrie. Richter: Köln

Tsuang MT, Simpson JC, Fleming JA (1986) Diagnostic criteria for subtyping schizoaffective disorder. In: Marneros A, Tsuang MT (eds) Schizoaffective psychoses. Springer: Berlin – Heidelberg – New York

Tsuang MT, Simpson JC, Fleming JA (2000) Schizoaffektive Erkrankungen. In: Helmchen H, Henn F, Lauter H, Sartorius N (Hrsg) Psychiatrie der Gegenwart, Bd 5, 4. Aufl. Schizophrene und affektive Störungen. Springer: Berlin – Heidelberg – New York

Urstein M (1912) Manisch-depressives and periodisches Irresein als Erscheinungsform der Katatonie. Eine Monographie. Urban & Schwarzenberg, Berlin

JULES ANGST, MARTIN PREISIG

Course of a clinical cohort of unipolar, bipolar and schizoaffective patients. Results of a prospective study from 1959 to 1985[*]

Abstract

This paper reports the results of a 27 year prospective study of 186 unipolar depressives and 220 bipolar disorders meeting DSM-III criteria for major depression or mania. Subjects were classified into four diagnostic subgroups, according to polarity and presence or absence of schizophrenic symptoms: unipolar depression, bipolar disorder, unipolar schizoaffective disorder and bipolar schizoaffective disorder. Course parameters were assessed for all samples. As the sequence of subtypes of affective and schizoaffective disorders progresses from unipolar depression, schizodepression, pure affective bipolar disorder to schizobipolar disorder, a systematic decrease in age of onset and length of episode can be observed. When compared to unipolar disorders (unipolar depression and schizodepressive disorder), bipolar (bipolar and schizobipolar) disorders showed more periodicity, characterized by a greater number of total episodes, more episodes per year, but with shorter episodes and cycles. Despite the lower age of onset among schizoaffective subjects compared to pure affective disorders, the only difference in course between the two groups was a greater frequency in episodes requiring hospitalization among schizoaffectives.

Keywords: prospective study, course, affective disorders, diagnostic change, age of onset, episode, interval, cycle

---

[*] Abgedruckt aus: Schweizer Archiv für Neurologie und Psychiatrie 146, 1/95, Seiten 5-16. Mit freundlicher Genehmigung der Autoren und des Verlages.

1. Introduction

Why is course important?

In light of the lack of causal or pathogenic classification, the typology of most psychiatric disorders is still based on symptoms and syndromes derived from cross-sectional or retrospective information. The long-term course may be used to validate diagnoses, if independent assessment yields evidence for the homogeneous patterns of expression and stability of the symptom constellation of specific subtypes of psychiatric syndromes.

Knowledge of the course is also critical in estimating the social consequences, suicide risk, mortality and testing the efficacy of long-term prophylactic medications (Angst 1987). The decision to terminate a successful long-term treatment depends on the natural course and outcome of the disorder across decades.

Unipolar vs. bipolar disorder

It is essential to recognize the distinction between uni- and bipolar subgroups of affective and schizoaffective disorders. Although Falret (1851) suggested the group of bipolar disorders to be a distinct entity, Kraepelin later unified all subgroups of affective disorders (mania or depression or both) into the group "manic depressive insanity" (Kraepelin 1899). Kraepelin's influence dominated until the late 1960s, when papers by Leonhard et al. (1962), Angst (1966), Perris (1966), and Winokur and Clayton (1967) induced a return to the dichotomy between monopolar or unipolar depression and bipolar disorders. Although this return has been controversial, as discussed extensively by Goodwin and Jamison (1990), the distinction has received empirical support through the twin studies of Bertelson (1979) and Torgersen (1986).

"Unipolar mania" has been proposed as a potential third category, but is more than likely a statistical artifact of the course of bipolar disorders, rather than a distinct entity in itself (Angst 1978, Pfohl et al. 1981).

The dilemma of affective and schizoaffective disorders

Since Kraepelin (1899) introduced the dichotomy of endogenous psychosis into dementia praecox and manic-depressive psychosis, the classification of patients with both schizophrenic and affective syndromes has remained a persistent problem. Patients with "schizoaffective syndromes" are classified as schizophrenics in ICD, but as affective psychoses with mood incongruent psychotic features in DSM-III and DSM-III-R. The attempt to define an independent subgroup of schizoaffective psychoses has been unsuccessful (Kasanin 1933). More recent research has shown that schizoaffective psychoses should be dichotomized into uni-and bipolar subgroups, as suggested originally by Cadoret et al. (1974). Cadoret's original terminology of "manic versus non-manic schizoaffectives" was recently redefined as ,,uni- versus bipolar schizoaffectives", in line with the results of Angst (1980) and Marneros et al. (1991).

General methodological problems

There are many methodological problems and pitfalls in studies on the course of affective disorders (Angst 1980 a). Some of the most important issues are set out below:

1. Selection of the samples: Most studies are based on inpatient samples that are not representative of the total population. Only 10% of subjects with affective disorders in the community are hospitalized.

2. Retrospective versus prospective data collection: Since a purely prospective study of a normal population sample, followed from childhood or adolescence into adulthood, is not feasible, all prospective studies of patient samples must rely on some retrospective data in addition (Angst et al. 1979). Therefore, the reliability of the true onset and the early manifestations of the disorder may be biased.

3. Change of the course by treatment: Since the introduction of neuroleptic, antidepressive and prophylactic drugs for the treatment of affective and schizoaffective disorders during episodes and frequently also during intervals, it has been difficult to estimate their impact on the natural history of the disorders.

4. Longitudinal change of diagnoses: The longer a patient group is followed, the more frequent changes of the diagnosis have to occur, for example, from unipolar depression to unipolar schizoaffective psychoses (schizodepression) or from depression to bipolar manic-depressive or bipolar schizoaffective psychoses.

2. Methods

2.1. Selection of the samples

The sample of 406 subjects represents all admissions to the Psychiatric University Hospital Burghölzli in Zurich from 1959 to 1963, with the following diagnoses: endogenous depression, endo-reactive depression, manic-depressive disorder, mania and affective psychoses with mood-incongruent psychotic features. Patients diagnosed with a reactive or neurotic depression were excluded if the depression did not show endogenous features. 172 patients were initially included in an imipramine study and another 53 patients were personally examined by the author during their index hospitalization. A third group of 181 probands were assessed retrospectively, based on all available records. Information from numerous informants, such as relatives, employers, friends, family doctors, the police and other authorities was included in the diagnoses and characterization of the course.

2.2. Assessment of psychopatholoy during the index hospitalization

For the initial imipramine study a comprehensive rating scale was developed by Angst et al. (1964, 1967. 1968, Scharfetter 1971), which later formed part of a basic inventory for the AMP System (Angst et al. 1969) and the AMDP System (AMDP 1979). A subsample of 327 depressive patients was repeatedly rated upon each change of treatment and upon discharge.

2.3. Follow-up investigations

Follow-ups of the sample were conducted in 1963, 1965, 1970, 1975, 1980 and 1985. In 1990–1991, data on mortality were collected again (Angst, F 1992). The majority of follow-ups took place by telephone in a standardized way (Angst 1981, Angst et al. 1981). If possible at least one relative was included. In all cases, the out-patient records and reports of family doctors were available. If the patient could not be reached by phone, he was examined at home.

The proportion of deceased subjects were: 33% of the 406 patients in 1975, 45.3% in 1980, 52.7% in 1985 and 64.0% in 1991.

At the last follow-up in 1985, information was collected using multiple sources. 42.8% of the surviving subjects completed a personal interview administered by a research assistant, 22.6% were interviewed by telephone and 3.8% of the surviving group refused a direct interview. Information from interviewed relatives was obtained for 45.6% of patients. Reports from medical doctors were available for 30.3% of the subjects and records from other psychiatric institutions for 61.2% of the subjects. In 1985, the Global Assessment Schedule (Endicott and Spitzer 1976) was used to measure: 1) the present state of depression, 2) the degree of organic brain syndrome, if present, and 3) to assess in retrospect, any interval remission, if the patient was currently in an episode. The final data of the follow-up in 1985 and the mortality data of 1990–1991 form the basis of the results of this study.

2.4. Diagnoses

The diagnostic classification was originally based on the ICD-8 categories (WHO 1965) of endogenous and endo-reactive depression and mania. In this study, uni-polar depression was defined as depression only. Any occurrence of hypomanic syndrome, even if believed to be drug-induced, was classified as bipolar disorder. The reasons for this classification are explained in other papers by Angst (1991, 1992). The group of subjects with pure mania is considered to be bipolar, because all seven subjects originally believed to have monopolar mania, developed bipolar (N=6) or schizomanic disorder (N=1).

A schizoaffective disorder was diagnosed, when there was evidence of mood-incongruent delusions and/or hallucinations. This occurred if a schizophrenic syndrome was present either simultaneously with an affective psychosis, or in subsequent episodes. Therefore, the diagnosis of schizoaffective disorder is broader than, for instance, as defined by the Research Diagnostic Criteria of Spitzer et al. (1978), where both syndromes must occur within a single episode.

In 1980, the total sample was diagnostically re-assessed in a standardized and computerized manner, based on all information of the extensive records (Grigo 1981, Lanz 1981). The course of each patient was assessed retrospectively and the diagnostic criteria of affective disorders and schizophrenia of the following systems were applied: DSM-III Draft (APA 1978) and DSM-III (APA 1980), Feighner Criteria (Feighner et al. 1978), Criteria for schizoaffective psychosis (Taylor and Abrams 1975, 1978, Abrams and Taylor 1976, Taylor et al. 1979, Coryell et al. 1980), ICD-8. Our longitudinal clinical diagnosis was most compatible with Research Diagnostic Criteria:

the agreement being 91% for uni-polar depressives; 80% for bipolars; 78% for schizoaffective disorders (Grigo 1981). A high level of agreement (78%) was also obtained when the diagnostic criteria for schizoaffective psychosis of Coryell were applied (Coryell et al. 1980).

3. Results

3.1. Description of the sample

Table 1 describes some characteristics of the four patient groups classified in our final diagnoses. A total of 243 patients were diagnosed with pure affetive disorders, 137 with unipolar depression (UP), meeting ICD-9 (WHO 1978) and DSM-III-R (APA 1987) criteria for major depression, 106 bipolar patients (BP), and a total of 163 patients with schizoaffective psychoses, of which 49 were unipolar schizodepressives (SAD) and 114 schizomanics (SAM). The low number of schizodepressives may be explained by a tendency to classify schizodepressives as schizophrenics, where as schizomanics are easier to identify and to separate from pure schizophrenics.

Sex distribution: Females were more frequent in all four diagnostic groups, particularly in the schizodepressive sample. In both bipolar groups (BP, SAM), the proportion of males was higher than in the respective unipolar groups (UP, SAD). A similar sex difference is found in epidemiological surveys, as described by Ernst and Angst (in print).

Tab. 1: Sample at last follow-up (1985)

N	UP	SAD	BP	SAM	Sample	p
	137	49	106	114		
Male (%)	26.3	12.2	34.9	31.6	28.3	.05
Duration of illness (M) in years	15.1	23.6	25.0	29.7	23.8	.0001
Age at follow-up or death (M)	71	69	69.5	66	68	<.01
Age of living subj. (M)	70.0	70	67	65	67.5	ns
Age of dead subj. (M)	73	67	74	66	70.0	<.05
Dead in 1985 (%)	62.8	40.8	53.8	44.7	52.7	<.01
in 1991 (%)	70.8	63.3	69.8	50.9	64.0	<.005
Length of observation years (M)	22.8	28.1	27.7	32.8	27.0	<.0001

M = median

Age at the last follow-up: Significant differences were identified in the age at follow-up between the four diagnostic groups (Kruskal-Wallis p <0.01). The variations in age are likely to reflect the differences in the age of onset because the prospective observation period was similar across groups.

Death rates: In 1985, the proportion of deceased patients varied from 41% (SAD) to 63% (UP) in the four samples, in 1991 from 51% (SAM) to 71% (UP). At the last follow-up in 1985, the median age of death was higher among pure affective patients (i.e. 73 and 74 years respectively) when compared to schizoaffectives (i.e. 67 and 66 years respectively).

Length of observation: was shortest in unipolar depressives since this group had the highest age of onset and the highest death rate. Nevertheless, the median length of observation was still 23 years in this group, compared to 28 to 33 years in the other three groups.

Length of illness: was also shortest in unipolar depression (15 years). The median length of illness fell between 24 and 30 years for the other three groups.

3.2. Treatment of the sample

Most of the patients in this study sample received treatment during episodes. But in examining the long-term course of affective disorders, the long-term treatment in intervals between two acute episodes was more important, since such treatments were shown to change the course of affective disorders. A history of Lithium use was found at least once in 4.2% of the unipolars, 32.0% of the bipolars, 7.2% of the schizodepressives and 42.2% of the schizomanics. More important is the question of how many intervals were actually treated. The proportion of treated intervals was only 2.3% in unipolars, 12.5% in bipolars, 20.7% in schizo-depressives and 15% in schizo-manics. The low rate of long-term lithium therapy was essentially due to poor compliance; only 9.1% of intervals in bipolars and only 4.4% of intervals in schizomanics were treated longer than 6 months.

Other antidepressants besides lithium were administered during intervals; however, the doses appeared to be insufficient (i.e. between 25 and 50 mg per day (Angst et al. 1980).

Based on these findings, it can be assumed that the observed course was similar, but not identical to the natural history.

3.3. Diagnoses

Diagnoses were made for each new psychotic manifestation. We could distinguish between the index diagnoses (made at admission. in the recruitment period between 1959 and 1963), the diagnoses made at the different follow-ups and the final diagnoses made at the last follow-up in 1985.

The cross-tabulation of the index-diagnosis with the final diagnosis (Tab. 2) shows that 23.9% of initial uni-polar depressives became bipolar. This corresponds to an annual change rate of 1%. 8.6% of unipolar depressives and 21.1% of bipolars developed mood-incongruent psychotic features in the follow-up period and were consequently classified as schizodepressives and schizomanics respectively. Finally, 16.2% of original schizodepressive patients turned into schizobipolars.

According to the index diagnosis, the unipolar (including schizodepressives) – bipolar ratio was still 1.5:1. At the last follow-up, this ratio was 0.85:1. 26% (n = 54) of the original unipolar depressives (n = 209) and 16% (n = 6) of the original schizodepressives (n = 37) were bipolars at the end of the study.

It must be noted, however, that the unipolar depressives had endogenous depression, and that patients with mild states of so-called neurotic or reactive depression were not included in the study.

Tab. 2: Change of diagnoses over 25 (22-26) years (% in brackets)

		Final diagnosis				
		UP	BP	SAD	SAM	TOTAL
	UP	137	50	18	4	209
		(65.5)	(23.9)	(8.6)	(1.9)	
	BP	–	56	–	15	71
Index		–	(78.9)	–	(21.1)	
Diagnosis						
	SAD	–	–	31	6	37
		–	–	(83.8)	(16.2)	
	SAM	–	–	–	89	89
		–	–	–	(100.0)	
	TOTAL	137	106	49	114	406

Table 3 compares subjects with and without diagnostic change (unipolar and schizodepressives unified). Switchers and non-switchers clearly differ in those variables which typically distinguish unipolar from bipolar disorders. Therefore, subjects with a diagnostic change are characterized by an earlier age of onset, a higher number of episodes in their lifetime, a higher periodicity (higher number of episodes per year), a shorter length of cycle and episode. The longer duration of illness is mainly a consequence of the earlier onset.

By means of a loglinear analysis, we tried to identify risk factors for a diagnostic change from unipolar (unipolar depressives and schizodepressives) to bipolar disorder. Sex, positive family history for mania, age of onset (dichotomized into under 30 years and 30 years or more), number of episodes at the index admission (dichotomized into 1 or 2 episodes and 3 or more episodes) were taken into account as potential predictive factors for a diagnostic change.

An age of onset under 30 years was the only significant predictor of a diagnostic switch, explaining about 16% of the variance. This finding is in accordance with the well-known earlier onset in bipolars compared to unipolar depressives.

Tab. 3. *Characteristics of unipolar depressives with a diagnostic change to bipolar disorder at follow-up*

	Diagnostic change		
	yes	no	
Cases	60	186	P
Age of onset (M)	32.5	46	.001
Age at follow-up (M)	67	70	Ns
Number of episodes at index	2	2	.02
Number of episodes (M) over lifetime	9.5	4	.0001
Length of episodes (mths) (M)	4.2	5.4	.03
Length of cycles (yrs) (M)	3.2	4.8	.0001
Length of observation (yrs) (M)	28.9	24.3	.002
Length of illness (yrs) (M)	26.1	17.6	.0001
% ill since onset (x)	18	21	ns

M = Median

3.4. Age of onset

Age of onset is difficult to assess since the first episode is usually mild, untreated, and sometimes recognized many years later, in retrospect. The onset can be atypical or can express itself as a mild dysthymia (Kovacs et al. 1984a, b). Since the distribution of age of onset is skewed to the right, this variable should be described in distribution-free parameters such as median and quartiles (Angst and Weis 1967). First manifestations frequently occur in adolescence. This is especially true for bipolar disorders, in which the first onset in our sample was at age 13. One fourth of all bipolars and schizodepressives had an onset before the age of 24 and schizomanics before the age of 20. However, late onsets do occur as well: the third quartile for unipolar depressives was at age 58, for bipolars and schizodepressives at age 46' and 48', and for schizomanics at age 37. Bipolar disorders had an earlier age of onset than unipolar disorders. Bipolar affective patients begin to express the disorder, on average, 16 years prior to unipolar depressives; and schizodepressives, on average, 12 years earlier than schizomanics *(Tab. 4)*.

The differences between pure affective and the schizoaffective samples were also considerable. As described earlier in the literature (Angst 1966), schizoaffective cases have a much earlier age of onset than pure affective patients.

Graphs 1 and 2 show the distribution of age of onset by sex for the unipolar depressive and bipolar samples, respectively. In both diagnostic groups the distribution is bimodal for male and females. The first peak in the twenties is more prominent in bipolar disorders, the second peak in the forties is more prominent in unipolar depression. In females suffering from unipolar depression, both peaks are present 10 years earlier than in males.

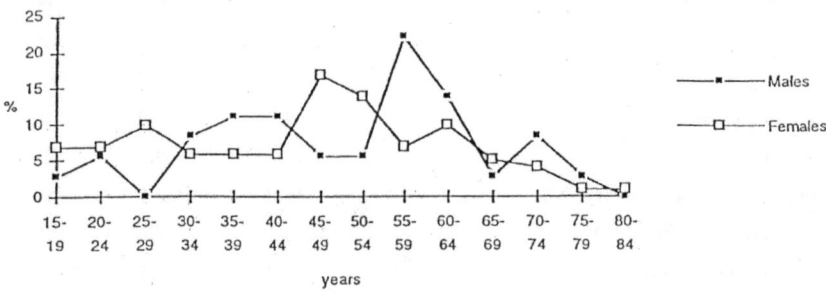

Fig. 1: Age of onser in UP

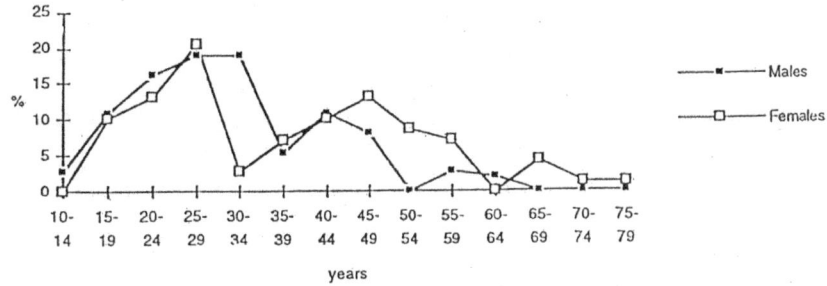

Fig. 2: Age of onset in BP

The two-peak distribution of age of onset was first described for manic-depressive disorders (without separation of uni-and bipolar cases) by Slater (1938). Earlier Angst (1980) assumed that it might be explicable by a lack of clear dichotomy between the two subclasses of uni- and bipolar disorders. In our prospective study over 25 years, in which many mis-classifications could be corrected, the two-peak distribution was still present. This supports the hypothesis of heterogeneity of both subgroups of affective disorders with a dichotomy into early and late onset cases.

We also separated the two subgroups of bipolar patients according to the subclassification of bipolar I and bipolar II (Dunner et al. 1976). Bipolar II disorder clearly has a later age of onset than bipolar I disorder (Angst 1980b; 1986a. 1986c).

Compared with affective disorders, the distribution of the age of onset in schizoaffective patients is much more homogeneous. Our schizodepressive group is too small to draw definitive conclusions and the data do not support the assumption of bimodal distribution. The 109 schizomanics show a unimodal distribution with a maximum of onset between the ages of 20 and 24 and without any sex differences *(graph 3)*. Our finding is astonishing because one would expect less heterogeneity among pure affective psychoses than among schizoaffective ones.

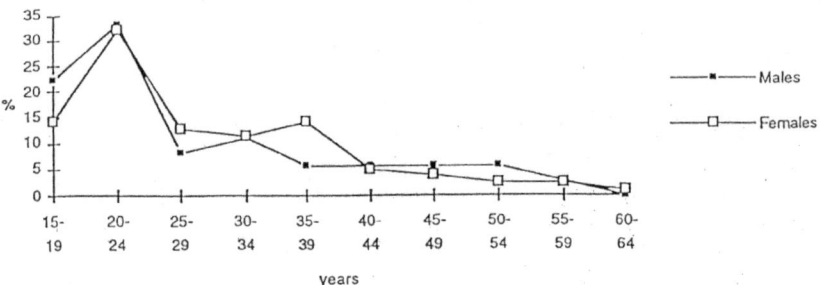

Fig. 3: Age of onset in SAM

When both unipolar (UP and SAD) and bipolar (BP and SAM) samples are taken together, we still find a first peak of manifestation in the twenties for unipolar and for bipolar patients, followed by a second peak in the forties.

Considering all data together, the problem of heterogeneity based on age of onset data needs further attention. It can only be solved by large samples of patients with an extensive range of age of onset.

Tab. 4: Characteristics of the course of affective and schizoaffective subgroups

	UP (N=137)	SAD (N=106)	BP (N=49)	SAM (N=114)	p
Age of onset (years)	49	38	33	26	.0001
Number of episodes	4	6	10	11	.0001
Episodes per years	0.22	0.19	0.37	0.35	.0001
Length of episodes (months)	5.6	4.8	4.3	4.0	.03
Length of last episode (months)	4.0	3.0	3.5	2.75	n.s.
Episodes with hospitalization (%)	61	73	56	81	.0001
Length of cycles (months)	54.3	62.0	32.4	34.7	.0001
Time spent in illness (%)	23	15	19	19	.08

The values for age of onset, number of episodes. episodes per yea, length of episodes, length of cycles are medians.

3.5. Number of episodes

The total number of episodes was highly dependent on the time of observation since the first manifestation of the disorder. This must be taken into account in our study, since the length of observation varied considerably between the four diagnostic groups (Tab. 4).

The course is highly individual ranging from one up to 73 episodes in our sample. The distribution of the number of episodes is lognormal and skewed to the right (Angst and Weis 1967). Therefore, median and quartiles are better descriptive parameters than mean and variance.

The median number of episodes was four over 23 years in unipolar depressives, six over 28 years in schizodepressives, ten over 29 years in bipolars and eleven over 33 years in schizomanics (Tab. 4). The mean length of cycles, defined as the total time of observation divided by the number of observed episodes, was highest among schizodepressives followed by unipolars, schizomanics, and finally bipolar patients. It is evident that the two bipolar subgroups experienced twice as many episodes as the unipolar groups. The difference is statistically significant for pure affective as well as for schizoaffective disorders (p < 0.0001).

The course of many unipolar patients was benign. 47% of unipolar depressives and 25% of schizodepressives experienced not more than three episodes. In contrast, 95% of bipolar subjects suffered from more than four episodes.

Single episode cases were rare, with 14% of unipolar depressives and 4.1% of schizodepressives exhibiting only one episode. However, these figures are biased because our sample contained readmissions. If we were to restrict the sample to first admissions, 20% of the unipolar depressives and 8.7% of the schizodepressives would have been single episode cases. In the two bipolar subgroups, we could not observe any monophasic course. The low rate of single episode cases is certainly due to the long follow-up period. The rate of single episodes continued to decrease in the last ten years of follow-up.

No gender differences in the number of episodes were found. The distribution of the number of episodes per year is also skewed to the right. The median values clearly show that the two bipolar subgroups experienced, on average, almost twice as many episodes per year than the unipolar subgroups (0.37 and 0.35 versus 0.22 and 019). The two unipolar samples as well as the two bipolar samples do not differ significantly from each other.

3.6. Length of episodes

In many cases, it is difficult to determine the length of an episode because the onset and the offset cannot be estimated retrospectively. Another problem in dating the offset is the frequent persistence of some residual symptoms under successful psychopharmacological treatment. In this study, an episode is only considered to be finished when residual symptoms have disappeared. Length of episodes is dependent on the frequency of episodes. Its distribution is lognormal (shift to the left). It is therefore necessary to take intra-individual means and to base further computations on these values. The comparisons between the diagnostic groups were based on medians.

Table 4 revealed significant between-group differences in the duration of episodes (Kruskal-Wallis $p < 0.05$), which was longest for unipolar depressives (5.6 months), followed by schizodepressives (4.8 months), bipolars (4.3 months) and schizomanics (4.0 months). It is of interest that the medians in the present study are similar to those reported during the last century for manic depressive patients (Angst 1987). This supports the assumption that modern pharmacotherapy does not really lead to shorter episodes, but only suppresses symptoms and alleviates suffering during acute episodes of the condition (Angst 1987).

The length of the last observed episode is of special clinical relevance because it reflects chronicity (length of an episode over 24 months). The medians for the length of the last episode for the four diagnostic groups were 0.8 to 1.8 months shorter than the medians for the length of all episodes *(Table 4)*. About two thirds of last episodes lasted less than 6 months, and about one quarter longer than one year. The proportion of chronicity varied between 15 % and 21 % in the four groups. Further data about chronicity will be presented and discussed in a second paper on disease outcome.

3.7. Length of cycles

Since the distribution of the length of cycles is lognormal, our statistical analysis was again based on intra-individual mean values and comparison of medians between diagnostic groups.

Table 4 shows that the two unipolar and the two bipolar subgroups are almost identical in their cycle length, indicating similar patterns of periodicity. This finding suggests that schizophrenic symptoms, present in schizodepressives or schizobipolars, do not change the length of a cycle.

The first cycle, defined as the time from the beginning of the first to the beginning of the second episode, is usually considerably longer than the second or third (Tab. 5). The first cycle is markedly longer in unipolar depressives (68.5 months), than in all the other groups (36.0 months for bipolars, 30.5 months for schizodepressives, 39 months for schizomanics).

The finding of decreasing cycle length with increasing cycle number could be explained by an intra-individual decrease of cycle length, or by a statistical artifact; the analysis of the first cycles includes all patients, including those with a low total number of episodes but long duration of cycles, whereas the analysis of later cycles only includes patients with a high total number of episodes and therefore short duration of cycles. Therefore, the longer duration of first cycles might be due to the inclusion of some individuals with long cycles who are no longer included in the analysis of later cycles.

In order to exclude this potential artifact we analyzed the length of cycles within strata of patients with similar numbers of episodes. However, subjects in all strata of all diagnostic groups showed the same systematic decrease in cycle length with increasing number of cycle.

3.8. Time spent in illness

The time spent in illness was computed as a percent of time across all episodes over the length of observation since onset of the disorder. About 20% of time is spent in illness across all four diagnostic groups, regardless of all the differences in age of onset and periodicity (Tab. 4).

4. Discussion

To our knowledge, the present study is the longest follow-up study of its kind, with the largest number of subjects in the diagnostic subgroups of affective and schizoaffective disorder. The major finding of this long-term prospective study has revealed that subtyping by polarity is validated by differences in course between these subtypes.

Table 5: Cycle length (median) in months

Cycle Number	UP N	Median	BP N	Median	SAD N	Median	SAM N	Median
1	144	68.5	111	36.0	42	30.5	109	39.0
2	124	26.0	111	21.0	41	49.0	109	23.0
3	93	20.0	108	27.5	40	25.5	108	25.0
4	76	20.0	102	16.0	33	27.0	106	20.0
5	58	13.5	96	17.5	27	12.0	103	17.0
6	45	12.0	81	12.0	21	18.0	89	19.0
7	35	12.0	71	12.0	16	15.0	78	14.0
8	25	12.0	71	12.0	16	15.0	78	14.0
9	21	13.0	69	9.0	12	17.0	68	14.0
10	19	11.0	59	12.0	12	14.5	65	14.0
>10	95	12.0	642	7.0	26	10.0	501	10.0

Within polarity however, subtyping by presence or absence of schizophrenic symptoms is hardly validated by course alone; despite the lower age of onset in schizoaffective subgroups, the clinical course was quite similar to that of other subgroups with the exception of a greater rate of hospitalization.

Most of the results described in this paper are consistent with present literature. In particular, Marneros et al. (1991), who also followed an affective and schizoaffective patient sample over 25 years and derived very similar results and conclusions.

The median age of onset of our affective subgroups is relatively high (49 years in unipolars, 33 years in bipolars). Most of the authors found a mean age of onset for bipolar disorder between 28 and 33 years (Wertham 1929, Clayton et al. 1965, Perris 1968, Winokur et al. 1969, Baastrup et al. 1970, Woodruff et al. 1971. Mendlewitz et al. 1972, Prien et al. 1974, Carlson et al. 1974, Dunner et al. 1976, Petterson et al. 1977. Loranger and Levine 1978, Johnson and Hunt 1979. Glassner et al. 1979, Peselow et al. 1982, Akiskal et al. 1983, Glassner and Haldipur 1983, Joice 1984, Marneros et al. 1990) or a median age of onset in the twenties (Winokur et al. 1969, Taylor and Abrams 1973, Peselow et al. 1982. Joice 1984, Marneros et al. 1990a). The NIMH Epidemiologic Catchment Area (ECA) study (Weissman et al 1988) found a much lower median age of onset of 18 years for bipolar-I patients in a community sample.

The relatively high mean value in our bipolar subgroup is attributable to the selection of the study sample (our in-patient sample already had a relatively high age distribution at study begin) and to the inevitable inaccurracy due to the retrospective assessment of age of onset. The later onset of unipolar disorder, compared to bipolar disorder is consistent with the findings of most other studies (e.g. Kinkelin 1954, Perris 1968. Woodruff et al. 1971, Clancy et al. 1974, Prien et al. 1974. Peselow et al. 1982, Marneros et al. 1991), as well as the later onset of affective disorders, compared to schizoaffective disorders (e.g. Rennie 1942, Ziskind et al. 1971, Tsuang et al. 1977, Carlson and Strober 1978. Dunner and Rosenthal 1979, Rosenthal et al. 1980, Himmelhoch et al. 1981, Ballenger et al. 1982, Rosen et al. 1983, Coryell et al. 1984, Blumenthal et al. 1987, Marneros et al. 1990 b and 1991).

The two peak distribution of age of onset in unipolar and bipolar affective disorder, which was still present after 25 years of follow-up, appears to support the hypothesis of the heterogeneity of both subgroups of affective disorders, with a dichotomy in early and late onset cases. The bimodal distribution, initially described by Slater (1938) and corroborated by Zis et al. (1979) and Marneros et al. (1991) remains controversial, as several other studies of bipolar disorder (Taylor and Abrams 1981, Loranger and Levine 1978, Peselow et al. 1982) and one study of unipolar depression (Peselow et al. 1982) have failed to replicate it. However, patient samples of the latter studies had a relatively narrow age distribution with predominantly young subjects, although the demonstration of a bimodal age distribution requires a broad age span.

The finding that the number of total episodes of bipolars is higher than that of unipolars is also consistent with the results of numerous previous studies

(Rehm 1907, Perris 1968, Bland and Orn 1982, Fukuda 1983, Marneros et al. 1991) and is certainly the main argument for the subclassification of affective disorder by polarity. The low number of single-episode courses in our study is attributable to the long follow-up. A comparison of the low proportion of monophasic courses with results of other studies is difficult, as the proportion of single episode cases depends on study sample, study design and length of follow-up. Accordingly, the rate of single-episode affective disorder varies considerably in literature, and ranges from 0.5 to 55% for bipolar disorder and from a few to 61% for unipolar depression (8803). The rate of unipolar depression in clinical and community samples is probably 20–30% (Angst 1992).

The longer duration of episodes in patients suffering from unipolar disorder corroborates results of other studies including those conducted before the introduction of modern pharmacotherapy (Swift 1907, Mac Donald 1918, Rennie 1942, Lundquist 1945, Kinkelin 1954, Kielholz 1959, Bratfos and Haug 1968). A shorter interval and cycle length in bipolars, compared to unipolars is also a well-established fact (e.g. Kinkelin 1954, Murphy et al. 1974, Marneros 1991). In our study, the overall difference in the length of cycles between unipolar and bipolar disorders were mainly due to the first two cycles. With increasing cycle number, differences in the length of cycles between unipolar and bipolar disorders disappeared. All 4 diagnostic groups revealed a decreasing cycle length with increasing cycle number, thereby confirming the findings of Swift (1907), Rehm (1907), MacDonald (1918), Kraepelin (1921), Lundquist (1945), Kinkelin (1954), Kielholz (1959), Angst and Weis (1967), Zis et al. (1980), Roy-Byrne et al. (1985) and Marneros et al. (1991).

The present study is based on an in-patient study sample of affective and schizoaffective disorders requiring hospitalization. Generalization of our findings is not possible, as less severe courses of affective and schizoaffective disorders not requiring inpatient treatment, may exhibit different course characteristics.

In contrast, drug treatment does not seem to affect the validity of our study. Long-term treatment in the interval between acute episodes appears to have had little influence on the course of our patients, because of inadequate pharmacologic treatment and lack of compliance. Likewise, treatment of the acute episodes did not lead to shorter episodes; it merely accomplished suppression of symptoms and alleviation of suffering.

5. Conclusions

As the sequence of subtypes of affective and schizoaffective disorders progresses from unipolar depression to schizodepression to pure affective bipolar disorder to schizobipolar disorder, a systematic decrease in the average age of onset and length of episode can be observed. Unipolar disorders (unipolar depression and schizodepressive disorder) differed markedly from bipolar disorders (bipolar disorder, schizobipolar disorder) in the length of cycles and episodes, and in total number of life-time episodes and number of episodes per year. Despite the lower age of onset in schizoaffective subgroups, the clinical course was quite similar to that of the other subgroups with the exception of a greater rate of hospitalization.

References

Abrams R., Taylor M. A. (1976): Mania and schizo-affective disorder. manic type: a comparison. Am J Psychiatry *133*:1445–1447.

Akiskal H. S., Walker P., Puzantian V. R., King D., Rosenthal T. L., Dranon M. (1983): Bipolar outcome in the course of depressive illness: Phenomenologic, familial, and pharmacologic predictors. J Affective Disord *5*: 115–128.

American Psychiatric Association (1978): Diagnostic and Statistical Manual of Mental Disorders, third edition, draft. APA. Washington DC.

American Psychiatric Association (1980): Diagnostic and Statistical Manual of Mental Disorders, third edition (DSM-III). APA. Washington DC.

American Psychiatric Association (1987): Diagnostic and Statistical Manual of Mental Disorders, third edition revised (DSM-III-R). APA, Washington D.C.

AMDP (1979): Das AMPD-System. Manual zur Dokumentation psychiatrischer Befunde, 3. Aufl. Springer. Berlin Heidelberg New York.

Angst F. (1992): Suizide im Vergleich zu anderen Todesursachen bei psychiatrischen Patienten. Katmanese von 1408 hospitalisierten Patienten über 18 bis 32 Jahre. Med. Diss. Zürich.

Angst J. (1966): Zur Ätiologie und Nosologie endogener depressiver Psychosen. Eine genetische, soziologische und klinische Studie. Springer, Berlin Heidelberg New York (Monographien aus dem Gesamtgebiet der Neurologie und Psychiatrie, Heft. 112).

Angst J. (1978): The course of affective disorders. II. Typology of bipolar manic-depressive illness. Arch Psychiatr Nervenkr *226*: 65–73.

Angst J. (1980a): Verlauf unipolar depressiver, bipolar manisch- depressiver und schizoaffektiver Erkrankungen und Psychosen. Ergebnisse einer prospektiven Studie. Fortschr Neurol Psychiat *48:* 3–30.

Angst J. (1980b): Clinical typology of bipolar illness. In: Belmaker RH, van Praag HM (eds.) Mania – An evolving concept. Spectrum Publ. Jamaika New York, 61–76.

Angst J. (1981): Course of affective disorders. In: van Praag H. M. (ed.) Handbook of Biological Psychiatry, part IV: brain mechanisms and abnormal behaviorchemistry. Marcel Dekker, New York Basel, 225–242.

Angst J. (l986a): The course of major depression, atypical bipolar disorder, and bipolar disorder. In (Hippius H., Klerman G. L., Matussek N. (eds.) New results in depression research. Springer, Berlin Heidelberg New York. London Paris Tokyo.

Angst J. (1986b): Verlauf und Ausgang affektiver und schizo-affektiver Erkrankungen. In: Huber G. (ed.) Zyklothymie – offene Fragen. 2. Hansjörg Weitbrecht-Symposium. Bonn 1985.

Angst J. (l986c): The course of affective disorders. In: Kielholz P., Pöldinger W. (eds.) Latest findings in the aetiology and therapy of depression. International Commemorative Symposium, organized in collaboration with the WHO and WPA, Basle 1986.

Angst J. (1987): Verlauf der affektiven Psychosen In: Kisker K. P., Lautner H., Meyer J. E., Müller C., Strömgren E. (eds.) Psychiatrie der Gegenwart, Band 5: Affektive Psychosen. Springer, Berlin Heidelberg, 115–133.

Angst J. (1988): Clinical course of affective disorders. (Comments: Pichot P.) In: Helgason T., Daly R. J. (eds.) Depressive illness: prediction of course and outcome. Springer, Berlin Heidelberg New York, 1–48.

Angst J. (1992): Drug-induced affective syndromes. In: Keshavan M. S., Kennedy J. S. (eds.) Drug-induced dysfunction in psychiatry. Hemisphere Publ Co. New York, 181–190.

Angst J., Angst K., Baruffol I., Meinherz-Surbeck R. (1991): ECT-induced hypomania. International Congress on Schizophrenia and Affective Psychoses. Geneva 1991. Abstract Book, 56.

Angst J., Battegay R., Pöldinger W. (1964): Zur Methodik der statistischen Bearbeitung des Therapieverlaufs depressiver Krankheitsbilder. Meth Inform Med 3: 54–56.

Angst J., Battegay R., Bente D., Cornu F., Dick P., Engelmeier M. P., Heimann H., Heinrich K., Hippius H., Pöldinger W., Schmidlin P., Schmitt W., Weis P. (1967): Über das gemeinsame Vorgehen einer deutschen und einer schweizerischen Arbeitsgruppe auf dem Gebiet der psychiatrischen Dokumentation. Schweiz Arch Neurol Neurochir Psychiat 100: 207–211.

Angst J., Battegay R., Bente D., Berner P., Broeren W., Cornu F., Dick P., Engelmeier M. P., Heimann H., Heinrich K., Helmchen H., Hippius H., Pöldinger W., Schmidlin P., Schmitt W., Weis P. (1968): Das Dokumentations-System der Arbeitsgemeinschaft für Methodik und Dokumentation in der Psychiatrie (AMP). Arzeimittel-Forsch 18: 3–8.

Angst J., Battegay R., Bente D., Berner P., Broeren W., Cornu F., Dick P., Engelmeier M. P., Heimann H., Heinrich K., Helmchen H., Hippius H., Lukacs G., Pöldinger W., Schmidlin P., Schmitt W., Weis P. (Arbeitsgemeinschaft für Methodik und Dokumentation in der Psychiatrie) (1969): Documentation clinique en psychopharmacologie: Le systeme A. M. P. In: Cerletti A, Bove F. J. (eds.). The present status of psychotropic drugs. Pharmacological and chinical aspects. Proceedings of the 6th International Congress of the Collegium Internationale Neuro-Psychopharmacologicum. Tarragona, Spain. 1968. International Congress Series No 180. Excerpta Medica Amsterdam, 361–365.

Angst J., Battegay R., Bente D., Berner P., Broeren W., Cornu F., Dick P., Engelmeier M. P., Heimann H., Heinrich K., Helmchen H., Hippius H., Pöldinger W., Schmidlin P., Schmitt W., Weis P. (1969): Das Dokumentations-System der Arbeitsgemeinschaft für Methodik und Dokumentation in der Psychiatrie (AMP). Arzneimittel Forsch 19: 399–405.

Angst J., Battegay R., Bente D., Berner P., Broeren W., Comu F., Dick P., Engelmeier M. P., Heimann H., Heinrich K., Helmchen H., Hippius H., Pöldinger W., Schmidlin P., Schmitt W., Weis P. (1969): Das AMP-System. In: Hippius H., Selbach H. (Hg.). Das depressive Syndrom. Internationales Symposion, Berlin 1968. Urban und Schwarzenberg. München Berlin Wien, 615–616.

Angst J., Battegay R., Bente D. et al. (1969): Das Dokumentations-System der Arbeitsgemeinschaft für Methodik und Dokumentation in der Psychiatrie (AMP). Arzneim Forsch 19: 399–405.

Angst J., Baastrup P. C., Grof P., Hippius H., Pöldinger W., Weis P. (1973): The course of monopolar depression and bipolar psychoses. Psychiatr Neurol Neurochir 76: 489–500.

Angst J., Felder W., Frey R. (1979): The course of unipolar and bipolar affective disorders. In: Schou M., Strömgren E. (eds.) Origin, prevention and treatment of affective disorders. Academic Press, London New York San Francisco, 215–226.

Angst J., Felder W., Lohmeyer B. (1980): Course of schizoaffective psychoses: results of a followup study. Schizo Bull 6: 579–585.

Angst J., Frey R., Felder W., Lohmever B. (1981): The course of monopolar depression and bipolar manic-depressive psychoses and schizoaffective psychoses (Switzerland). In: Mednick S. A., Baert A. E. (eds.) Prospective longitudinal research. An empirical basis for the primary prevention of psychosocial disorders. Oxford University Press. Oxford, 260–262.

Angst J., Weis P. (1967): Periodicity of depressive psychoses. In: Brill H., Cole J. O., Deniker P., Hippius H., Bradlev B. P. (eds.) Neuro-Psychopharmacology. Proceedings of the fifth international congress of the Collegium Internationale Neuro-Psychopharmacologicum. Washington D.C., 1966. Excerpta Medica, Amsterdam, 703–710.

Baastrup P. C., Poulsen J. C., Schou M., Thomsen K., Amdisen A. (1970): Prophylactic lithium: double-blind discontinuation in manic-depressive and recurrent depressive disorders. Lancet 11: 326–330.

Ballenger J. C., Reus V. I., Post R. M. (1982): The "atypical" clinical picture of adolescent mania. Am J Psychiatry 139: 602–606.

Bertelsen A. (1979): A Danish twin studv of manic-depressive disorders. Academic Press. London New York San Francisco, 227–239.

Bland R. C., Orn H. (1982): Course and outcome in affective disorders. Can J Psychiatry 27: 573–578.

Blumenthal R. L., Egeland J. A., Sharp L., Nee J., Endicott J. (1987): Age of onset in bipolar and unipolar illness with and without delusions or hallucinations. Compr Psychiatry 28: 547–554.

Bratfos O., Haug J. O. (1968): Course of manic-depressive psychosis. A follow-up investigation of 215 patients. Acta Psychiatr Scand 44: 89–112.

Cadoret R. J., Fowler R. C., McCabe M. S., Winokur G. (1974): Evidence for heterogeneity in a group of good-prognosis schizophrenics. Compr Psvchiatry 15/5: 443–450.

Carlson G. A., Kotin J., Davenport J. B., Adland M. (1974): Follow-up of 53 bipolar manic-depressive patients. Br J Psychiatry 124: 134–139.

Carlson G. A., Strober M. (1978): Affective disorder in adolescence: issues in misdiagnosis. J Clin Psychiatry 39: 59+63–66.

Clancy J., Tsuang M. T., Norton B., Winokur G. (1974): The Iowa 500: a comprehensive study of mania, depression and schizophrenia. J Iowa Med Soc 64: 394–398.

Clayton P. J., Pitts F. N. Jr., XVinokur G. (1965): Affective disorder. IV. Mania. Compr Psvchiatry 6: 313–322.

Corvell W., Lowry M., Wasek P. (1980): Diagnostic instability and depression. Am J Psvchiatry 137: 48–51.

Coryell W., Lavori P., Endicott J., Keller M., Van Eerdewegh M. (1984): Outcome in schizoaffective, psychotic. and nonpsychotic depression. Course during a six to 24-month follow-up. Arch Gen Psychiatry 41: 787–791.

Dunner D. L., Fleiss J. L., Fieve R. R. (1976): The course of development of mania in patients with recurrent depression. Am J Psychiatry 133: 905–908.

Dunner D. L., Rosenthal N. E. (1979): Schizoaffective states. Psychiatr Clin North Am 2: 441–448.

Endicott J., Spitzer R. L., Fleiss J. L., Cohen J. (1976): The Global Assessment Scale. A procedure for measuring overall severity of psychiatric disturbances. Arch Gen Psychiatry 33: 766–771.

Falret J. P. (1851): De la folie circulaire ou forme de maladie mentale caractérisé par l'alternative régulière de la manie et de la mélancolie. Bull Acad Med (Paris).

Feighner J. P., Robins E., Guze S. B., Woodruff R. A., Winokur G., Munoz R. (1972): Diagnostic criteria for use in psychiatric research. Arch Gen Psychiatry 26: 57–63.

Fukuda K., Etoh T., Iwadate T., Ishii A. (1983): The course and prognosis of manic-depressive psychosis: a quantitative analysis of episodes and intervals. Tohoku J Exp Med 139: 299–307.

Glassner B., Haldipur C. V., Dessauersmith J. (1979): Role loss and working-class manic depression. J Nerv Ment Dis 167: 530–541.

Goodwin F. K., Jamison K. R. (1990): Manic-depressive illness. Oxford University Press, New York Oxford.

Grigo H. K. (1981): Zur Computer-Diagnostik affektiver und schizoaffektiver Psychosen. Med Diss, Zürich.

Himmelhoch J. M., Fuchs C. Z., May S. J., Symons B. J., Neil K. S. (1981): When a schizo-affective diagnosis has meaning. J Nerv Ment Dis 169: 277–282.

Johnson G. F. S., Hunt G. E. (1979): Onset of mania in bipolar manic-depressive patients. Aus NZ J Psychiatry 13: 57–61.

Joyce P. R. (1984): Age of onset in bipolar affective disorder and misdiagnosis as schizophrenia. Psychol Med 14: 145–149.

Kasanin J. (1933): The acute schizo-affective psychoses. Am J Psychiatrv 13: 97–126.

Kielholz P. (1959): Klinik. Differentialdiagnostik und Therapie der depressiven Zustandsbilder. Documenta Geigy. Basel (Acta Psychosomatica No 2).

Kinkelin M. (1954): Verlauf und Prognose des manisch-depressiven Irrseins. Schweiz Arch Neurol Neurochir Psychiatr 73: 100–146.

Kovacs M., Feinberg T. L., Crouse-Novak M. A., Paulauskas S. L., Finkelstein R. (1984a): Depressive disorders in childhood. I. A longitudinal prospective study of characteristics and recovery. Arch Gen Psychiatry 41: 229–237.

Kovacs M., Feinberg T. L., Crouse-Novak M. A., Paulauskas S. L., Pollock M., Finkelstein R. (1984b): Depressive disorders in childhood. II. A longitudinal study of the risk for a subsequent major depression. Arch Gen Psychiatry 41: 643–649.

Kraepelin E. (1899): Psychiatrie. Ein Lehrbuch für Studierende und Ärzte. 3. Aufl. Barth, Leipzig.

Kraepelin E. (1921): Manic-Depressive Insanity and Paranoia. Translated by Barclay R. M., Edited by Robertson G. M., Edinburgh. E. & S. Livingstone.

Lanz M. A. (1981): Zur Computer-Diagnostik der affektiven und schizo-affektiven Psychosen: Eine Analyse der abweichenden Diagnosen beim Vergleich des ICD-Systems mit den Systemen nach Feighner. Taylor/Abrams und DSM-III. Med Diss. Zürich.

Leonhard K., Korff I., Schulz H. (1962): Die Temperamente in den Familien der monopolaren und bipolaren phasischen Psychosen. Psychiatr Neurol (Basel) 143: 416–434.

Loranger A. W., Levine P. M. (1978): Age at onset of bipolar affective illness. Arch Gen Psychiatry 35: 1345–1348.

Loyd D. W., Tsuang M. T. (1985): Duration criteria and long-term outcome in affective disorder and schizophrenia. J Affective Disord 9: 35–39.

Lundquist G. (1945): Prognosis and course in manic-depressive psychoses: a follow-up study of 319 first admissions. Acta Psychiatr Scand (Suppl 35): 1–96.

MacDonald J. B. (1918): Prognosis in manic-depressive insanity. J Nerv Ment Dis 47: 20-30.

Marneros A., Deister A., Rohde A. (1990a): The concept of distinct but voluminous groups of bipolar and unipolar diseases. I. Bipolar diseases. Eur Arch Psychiatry Clin Neurosci 240: 77–84.

Marneros A., Deister A., Rohde A. (1990b): Sociodemographic and premorbid features of schizophrenic, schizoaffective. and affective psychoses. In: Marneros A.,Tsuang M. T. (eds.) Affective and schizoaffective disorders. Similarities and differences. Springer-Verlag. Berlin Heidelberg New York London Paris Tokyo Hong Kong, 130-145.

Marneros A., Deister A., Rohde A. (1991): Affektive. schizoaffektive und schizophrene Psychosen. Springer. Berlin Heidelberg New York.

Mendlewitz J., Fieve R. R., Rainer J., Fleiss J. L (1972): Manic-depressive illness: A comparative study of patients with and without family history. Br J Psychiatry 120: 523–530.

Murphy G. E., Woodruff R. A. Jr., Herjanic M., Super G. (1974): Variability of the clinical course of primary affective disorder. Arch Gen Psychiatry 30: 757–761.

Perris C (1966): A study of bipolar (manic-depressive) and unipolar recurrent depressive psychoses. Acta Psychiatr Scand (Suppl) 194: 1–189.

Perris (1968): The course of depressive psychoses. Acta Psychiatr Scand 44 :238–248.

Peselow E. D., Dunner D. L., Fieve R. R., Deutsch S. I., Rubinstetn M. E. (1982): Age of onset of affective illness. Psychiar Clin (Basel) 15: 124–132.

Petterson U. (1977): Manic-depressive illness. A clinical, social and genetic study. Acta Psychiatr Scand (suppl 269).

Pfohl B., Vasquez N., Nasrallah H. (1981): The mathematical case against unipolar mania. J Psyehiatr Res 16: 259–265.

Prien R. F., Klett J., Caffey E. M. (1974): Lithiunt Prophylaxis in recurrent affective illness. Am J Psychiatry 131: 198–203.

Rehm O. (1907): Verlaufsformen des manisch-depressiven Irrsinns. Centralbl Nervenheilk Psychiatr 30: 480–481.

Rennie T. A. C. (1942): Prognosis in manic-depressive psychoses. Am J Psychiatry 98: 801–814.

Rosen L. N., Rosenthal N. E., Van Dusen P. H., Dunner D. L., Fieve R. R. (1983): Age at onset and number of psychotic symptoms in bipolar I and schizoaffective disorder. Am J Psychiatry 140: 1523–1524.

Rosenthal N. E., Rosenthal L. N., Stallone F., Dunner D. L., Fieve R. R. (1980): Toward the validation of RDC schizo-affective disorder. Arch Gen Psychiatry 37: 804–810.

Roy-Byrne P., Post R. M., Uhde T. W., Porcu T., Davis D. (1985): The longitudinal course of recurrent affective illness: Life chart data from research patients at the NIMH. Acta Psychiatr Scand 71, supl 317: 1–34.

Scharfetter C. (1971): Das AMP-System. Springer-Verlag, Berlin.

Slater E. (1938): Zur Periodik des manisch-depressiven Irrseins. Die Eltern und Kinder von Manisch-Depressiven. Z Ges Neurol Psychiatr 162: 794–801.

Spitzer R. L., Endicott J., Robins E. (1978): Research diagnostic criteria (RDC) for a selected group of functional disorders 3rd edition. New York State Psychiatric Institute.

Swift H. M. (1907): The prognosis of recurrent insanity of the manic-depressive type. Am J Insanity 64: 311–326.

Taylor M. A., Abrams R. (1973): Manic states. A genetic study of early and late onset affective disorders. Arch Gen Psychiatry 28: 656–658.

Taylor M. A., Abrams R. (1975): A critique of the St Louis psychiatric research criteria for schizophrenia. Am J Psychiatry 132: 1276-1280.

Taylor M. A., Abrams R. (1978): The prevalence of schizophrenia: a reassessment using modern diagnostic criteria. Am J Psychiatry 135: 945-948.

Taylor M. A., Greenspan B., Abrams B. (1979): Lateralized neuropsychological dysfunction in affective disorder and schizophrenia. Am J Psychiatry 136: 1031-1034.

Torgersen S. (1986): Genetics of somatoform disorders. Arch Gen Psychiatry 43: 502-505.

Tsuang M. T., Dempsey G. M., Dvoredsky A., Struss A. (1977): family history study of schizo-affective disorder. Biol Psychiatry 1: 331-338.

Weissman M. M., Leaf P. J., Tischler G. L., Blazer D. G., Karno M., Bruce M. L., Florio L. P. (1988): Affective disorders in five Unite States communities. Psychol Med 18: 141-153.

Wertham F. I. (1929): A group of benign chronic psychoses: prolonged manic excitements. With a statistical study of age. duration an frequency in 2000 manic attacks. Am J Psychiatry 9: 17-78.

Winokur G., Clayton P. J. (1967): Family history studies. I. Two type of affective disorders separated according to genetic and clinical factors. In: Wortis J (ed) Recent advances in biological psychiatry vol 9. Plenum Press, New York, 35-50.

Winokur G., Clayton P. J., Reich T. (1969): Manic depressive illness C. V. Mosby, Saint Louis.

Woodruff R. A., Guze S. B., Clayton P. J. (1971): Unipolar and bipolar primary affective disorder. Br J Psychiatry 119: 33-38.

World Health Organization (1967): Manual of the International Statistical Classification of Diseases, 8th revision (ICD-8). WHO, Geneva.

World Health Organization (1978): Mental disorders: Glossary and Guide to their classification in accordance with the Ninth Revision o the International Classification of Diseases (ICD-9). WHO, Geneva.

Zis A. P., Groof P., Goodwin F. K. (1979): The natural course of affective disorders: Implications for lithium prophylaxis. In: Cooper T. B., Gershon D., Kline N. S., Schou M. (eds.). Lithium: Controversies and Unresolved Issues. Amsterdam: Excerpta Medica, 381-398.

Zis A. P., Grof P., Webster M., Goodwin F. K. (1980): Prediction of relapse in recurrent affective disorder. Psychopharmacol Bull 16: 47-49.

Ziskind E., Somerfeld E., Jens R. (1971): Can schizophrenia change to affective psychosis? Am 3 Psychiatry 128: 331-335.

JULES ANGST, MARTIN PREISIG

Outcome of a clinical cohort of unipolar, bipolar and schizoaffective patients. Results of a prospective study from 1959 to 1985[*]

Abstract

In a prospective study, 186 unipolar depressives and 220 cases of bipolar disorder meeting DSM-III criteria for major depression or mania were followed up. Subjects were classified according to polarity and the presence or absence of schizophrenic symptoms, into four diagnostic subgroups: unipolar depression, bipolar disorder, unipolar schizoaffective disorder and bipolar schizoaffective disorder.

At the last follow-up in 1985, 53% of the patients had deceased. Eleven percent of the sample (17% of all deaths) had committed suicide. The risk of suicide was associated with clinical severity and onset prior to the age of 60. However, there was no difference in suicide rates according to sex or diagnostic subgroup.

Late onset of affective illness was associated with chronicity, which occurred in 10 to 19% of cases. Recovery was more frequent among unipolar than among bipolar patients. The 5-year remission rates (i.e. 26% in unipolars, 16% in bipolars) were independent of the number of episodes.

Keywords: course, affective disorders, suicide, chronicity, recovery, organic brain syndrome, 5-year remission, outcome

1. Introduction and Methodology

In a previous report, we described the methodology and results of our study on the long term course (onset and recurrence) of affective disorders (Angst

---

[*] Abgedruckt aus: Schweizer Archiv für Neurologie und Psychiatrie 146, 1/95, Seiten 17-23. Mit freundlicher Genehmigung der Autoren und des Verlages.

and Preisig 1995). This paper presents data on the outcome after a median observation period of 27 years after onset of the disorder.

Subsequent hospital admissions for depression or mania during the period of 1959 to 1963 were followed up every five years until 1985 or until death. Over half of the patients had died by 1985. The cause of death was obtained from the Federal Statistical Office and the information was gathered by F. Angst (1992) in 1991.

Outcome can be defined in the following ways: a) a patient's condition at the last follow-up (i.e. recovery, residual state, currently in an episode, presence of an organic brain syndrome or death due to suicide or other causes) or b) as the final stage of the affective or schizoaffective disorder at the last follow-up or prior to death.

However, in this context the patient's current condition is not representative of the outcome of the disorder. Therefore, if a patient has developed an organic brain syndrome or some other non-affective condition, this final stage was not considered to represent the outcome of the affective disorder itself, but a subsequent illness. Likewise, if the patient experienced a current episode at follow-up, this was not considered to be the outcome of the disorder, but was categorized under recurrence in the analysis of the course. The condition prior to the current episode was then taken as the measure of outcome.

If the patient suffered from a chronic episode lasting longer than two years at follow-up, this was considered to be representative of the outcome of the disorder.

Rating of severity: The Global Assessment Schedule (Spitzer and Endicott 1976) = GAS-score was rated for several periods of observation: the time of the interview, the last free interval (in cases of current episode) and separately for an organic brain syndrome if present. Recovery was defined by a minimum GAS-score of 61 without any relapse or recurrence over a minimum of 5 years up to the last follow-up.

Chronicity was defined as an episode lasting at least 24 months without recovery (GAS-score under 61).

Suicide or other death was defined by the information obtained from the federal register.

Organic Brain Syndrome (OBS) was defined according to the DSM-III-R amnestic syndrome.

2. Results

2.1. Description of the sample

The sample of 406 cases consists of 137 unipolar depressives (UP), 49 schizo-depressives (SAD), 106 bipolars (BP) and 114 schizo-bipolars (SAM). A detailed description of the study sample was provided in a previous report (Angst and Preisig 1995).

2.2. Suicide

The death rates by sex are listed in *Table 1*. Suicide occurred in 15 of 115 males (13%) and in 28 of 291 females (10%). Alternatively, the proportion of deaths in the sample attributable to suicide were 17% of all male deaths and 16% of female deaths. Thus, there were no sex differences apparent in this cohort.

The suicide rates of the four diagnostic subgroups ranged from 7% to 15%, with no systematic trend for the specific diagnostic subgroups. On the whole, 10 to 22% of all deaths occurred by suicide: the highest percentage was found in unipolars (22%) and in schizo-bipolars (19%) and the lowest in pure bipolars with just 10%.

Table 2 presents premorbid characteristics and factors associated with the course of subjects who committed suicide. A positive family history, premorbid social adaptation, the presence of psychotic features during illness and the presence of a manic subtype of the premorbid personality (von Zerssen 1977) did not distinguish between those who committed suicide and those who died from other causes. Age of onset was significantly lower in the bipolar suicide group (22 years) compared to the non-suicide group (29 years). Both unipolars and bipolars who subsequently committed suicide, had spent significantly more of their lifetimes in episodes. Thus, although the quality of the remission during the last interval observed prior to suicide did not differ significantly from the comparative group, those who committed suicide appeared to have suffered from a more severe form of the disorder. The episode frequency was significantly higher among unipolars, but not among bipolars who had committed suicide.

There was a wide age range at which the subjects committed suicide: between 37–83 years for unipolars and 24–71 years for bipolars. Suicides rarely occurred in late onset cases *(Tab. 7)*.

Tab. 1: Deaths

	UP	SAD	BP	SAM	Sample
Males (N)	36	6	37	36	115
suicides (N)	7	–	3	5	15
suicides (%)	19	–	8	14	13
% of deaths	24	–	9	22	17
other deaths (N)	22	4	29	18	73
other deaths (%)	61	78	67	50	18
Females (N)	101	43	69	78	291
suicides (N)	14	4	4	6	28
suicides (%)	14	9	6	8	10
% of deaths	21	15	10	17	16
other deaths (N)	54	23	38	29	144
other deaths (%)	53	53	55	37	49
Males and Females (N)	137	49	106	114	406
suicides (N)	21	4	7	11	43
suicides (%)	15	8	7	10	11
% of deaths (N)	22	13	10	19	17
other deaths (N)	76	27	67	47	217
other deaths (%)	55	55	63	41	53
age at suicides (M)	58	65	44	57	57
range	37–83	44–74	24–69	30–71	24–83

Tab. 2: Suicide

	UP (unipolars + schizo-depressives)		BP (bipolars + schizo-bipolars)	
	Non-suicider	Suicider	Non-suicider	Suicider
Patients	161	25	202	18
Age of onset (M)	46	47	29	22*
Age at follow-up (M)	73	59***	68	44***
Lgth of observation (M)	25	12***	33	23**
Lgth of illness (M)	18	12	28	23
% ill since onset (M)	20	28*	18	26*
Number of episodes (M)	4	3	11	8
Episodes per year (x)	.25	.60***	.44	.43
GAS last interval (M)	70	75	60	55
Pos. family history of affective disorders (%)	27	44	33	41
Psychotic features (%)	48	44	68	82
Premorbid social functioning (x)	3.0	3.1	3.9	3.9
Typus manicus (%)	8.9	8.3	35.5	4.2

* $p < 0.05$
** $p < 0.01$
*** $p < 0.001$

2.3. Outcome of diagnostic subgroups

The outcome of the four diagnostic subgroups is presented in Table 3. Recovery, as previously defined, was present more frequently in unipolar than in bipolar disorder ($p < 0.05$). Chronicity, suicides and organic brain syndrome in the elderly were equally frequent in all four subgroups.

A statistical comparison of unipolar depressives versus schizo-depressives or bipolar affectives versus schizo-manics did not yield significant differences; therefore the subgroups were broken down for further analyses into unipolars versus bipolars.

Tab. 3: Outcome of diagnostic subgroups

	1 UP 137 %	2 SAD 49 %	1 vs 2 p	3 BP 106 %	4 SAM 114 %	3 vs 4 p	1–4 p
Recovery (GAS > 60) ≥ 5 years	26	24	ns	16	16	ns	.05
Chronic	14	10	ns	12	19	ns	ns
Suicides	15	8	ns	6	10	ns	.09
Organic brain[1] syndrome	21	16	ns*	18	11	ns	ns

* age corrected ns
[1] 6 cases after a chronic outcome

2.4. Chronicity

Chronicity was found in 13 % of UP and 15 % of BP patients. Chronic versus non-chronic uni-and bipolar patients are compared in *Table 4*. The two groups did not differ in a positive family history for affective disorders, rates of broken home, or educational level. Their course of illness was characterized by an identical number of episodes, and similar frequencies per year. Yet, the malignant chronic group was significantly older in both diagnostic groups and had a later age of onset among unipolars but not among bipolars. The percent of time spent in illness since onset was considerably higher in chronic cases in both diagnostic groups. It is remarkable that after onset, 59 % of the lifetime of unipolars was burdened by affective episodes and 40 % of the chronic cases respectively, whereas non-chronic cases in both groups were ill for just 15 % of their lifetime from onset. In their premorbid social adaptation and "affective subtype of personality", Typus manicus (von Zerssen 1977), the non-chronic versus chronics do not differ at all.

In summary, a prediction of chronicity based on all the factors examined was impossible. In both diagnostic groups, chronicity was consistently related with older age, and a mild relationship with psychotic features which disappears in a multivariate loglinear analysis (catmod). Therefore, we cannot predict chronicity at all.

Tab. 4: Chronicity

	UP non-chr.	UP chronic	BP non-chr.	BP chronic
Patients	162	24 (13%)	185	35 (16%)
Age of onset (M)	43	55**	29	26
Age at follow-up (M)	70	77***	66	74**
Length of observation (M)	33	33	41	50*
Length of illness (M)	27	33	38	50***
% ill since onset (x)	15	59***	15	40***
Number of episodes (M)	4	4	11	10
Episodes per year (x)	.30	.29	.46	.31
Pos. family history of affective disorders (%)	29	33	32	37
Psychotic features (%)	48	67	66	83*[1]
Premorbid social functioning (x)	3.1	3.3	4.0	3.6
Typus manicus (%)	8.8	8.7	37.4	28.6

* $p < 0.01$
** $p < 0.01$
*** $p < 0.001$
[1] not significant in loglinear model

2.5. Five-year Remission and Recovery

A five-year remission was defined as non-recurrence over 5 years or longer at follow-up, death, or prior to the development of a severe organic brain syndrome. Five-year remission can be classified as "recovery" (defined as a minimal score on the GAS of 61) or as "residual state" ("residuum") defined by a final GAS-score of less than 61. Patients who experienced new episodes within the past five years of follow-up were considered to be "still recurrent".

Recovery was quite rare, occurring in only 26% of UP and 16% of BP patients. Recovery versus non-recovery patients were compared separately for unipolar and bipolar disorders and some of the data is presented in *Table 5*. Negative findings prevailed; recovered versus non-recovered patients did not differ with respect to the age of onset or any premorbid features, including a family history for affective disorder. Significant findings were found with respect to length of illness, the proportion of time spent in illness, and the number of episodes which one would expect to be higher in non-recovered subjects.

These data suggest that we cannot predict either chronicity or recovery.

Tab. 5: Recovery

	UP		BP	
	yes recov.	no non-recov.	yes recov.	no non-recov.
Patients	48 (26%)	138	35 (16%)	184
Age of onset (M)	41	47	28	29
Age at follow-up (M)	71	70	65	67
Lgth of observation (M)	26	23*	33	32
Lgth of illness (M)	8	21***	21	29***
% ill since onset (x)	5	26***	9	21***
Number of episodes (M)	3	5***	7	11*
Episodes per year (x)	.13	.35***	.30	.46**
Pos. family history of affective discord. (%)	33	28	23	35
Psychotic features (%)	48	51	69	69
Premorbid social functioning (x)	3	3	4	4
Typus manicus (%)	6	6	18	32

* $p < 0.05$
** $p < 0.01$
*** $p < 0.001$

Tab. 6: Outcome and age of onset

	UP age of onset				BP age of onset				UP vs. BP
	< 40	40–59	60+	all	< 40	40–59	60+	all	p
N	71%	80%	35%	186%	159%	53%	8%	220%	
recovered [1]	32	20	25	26	16	15	(12)	16	0.5
residuum [2]	31	21	23	25	25	29	(12)	26	n.s
chronic [3]	4	13	26	12	14	15	(13)	14	n.s
suicide	13	17	6	13	10	2	–	8	n.s.
still recurrent	20	29	20	24	35	37	(63)	36	n.s.
$P < .05$									

[1] GAS > 60, > 5 years, no recurrence
[2] GAS ≤ 60, > 5 years, no recurrence
[3] > 2 years, no recurrence

Table 6 presents the data broken down by polarity of the disorder and by age of onset (early, middle, late). In unipolars, patients with an onset of the disorder at forty or later have slightly lower five-year remission and recovery rates. In bipolars, this trend is not clearly visible (the group of late onset cases is too small to be conclusive).

At follow-up 20–29% of unipolars showed a continuously recurrent course; as was the case in about 35% of bipolar cases.

One fourth of both groups developed residual states, 12 to 14% became chronic. In unipolars, chronicity developed 6 times more frequently in late onset (26%) than in early onset cases (4%), whereas in bipolars no such trend is visible.

The patients were then classified by the total number of affective episodes they bad experienced: 1–3, 4–6, 6 or more episodes *(Tab. 7)*. The hypothesis that patients with few episodes recover more frequently was confirmed by our analysis. In both diagnostic groups (unipolars and bipolars) patients with 1 to 3 episodes had high recovery rates (36% and 42% respectively), whereas those with more than 6 episodes had lower recovery rates (13 % versus 14 % respectively). On the other hand, a residual state of the episodes was observed more frequently in patients with several episodes than in those with only 1 to 3 episodes. It was surprising that chronicity did not seem to be dependent on the number of previous episodes.

From a practical point of view, Table 7 shows that further recurrence is more or less independent of the number of previous episodes, but the risk of non-recovery and that of developing residual states increases with the number of episodes experienced. One can hypothesize that these residual states are a sign of the ongoing activity of a pathological process.

Tab. 7: Outcome and number of episodes

	UP number of episodes			BP number of episodes		
	1–3	4–6	> 6	1–3	4–6	> 6
	77%	53%	56%	12%	38%	170%
recovered [1]	36	25	13	(42)	18	14
residuum [1]	17	23	39	–	26	27
chronic [1]	12	13	11	(8)	21	13
suicide	17	11	11	(8)	13	7
still recurrent	18	28	26	(42)	22	49

$P < .05$

[1] definition: see table 7

2.6. Organic Brain Syndrome

An organic brain syndrome was present in 25.8 % of unipolars and 18.2 % of bipolar patients. The slightly lower rate among bipolars (n.s.) may be ascribed to the slightly younger age of the bipolars.

There was no difference in the diagnostic groups according to the severity of the organic brain syndrome. Of 88 patients with an organic brain syndrome, 35 had a GAS-score of 1 to 20, 36 a GAS-score of 21 to 50, and 15 patients registered a score of above 50. Therefore, the majority of patients were severely impaired.

Table 8 compares patients with and without an organic brain syndrome. As expected, patients with an organic brain syndrome were significantly older at their age of onset and also at their age of follow-up in both diagnostic groups.

In both diagnostic groups, the number of previous episodes of affective disorders was unrelated to the development of organic brain syndrome. It is remarkable that the bipolars, who experienced twice as many episodes as the unipolars, did not develop an organic brain syndrome more frequently.

The premorbid characteristics and the presence and absence of psychotic features were also unrelated to the development of an organic brain syndrome.

Tab. 8: Organic brain syndrome (obs)

	UP		BP	
	without OBS	with OBS	without OBS	with OBS
Patients	138	48 (25.8%)	180	40 (18.2%)
Age of onset (M)	41.5	54***	27.5	38***
Age at follow-up (M)	67	79***	65	76***
Lgth of observation (M)	24	23	30	41*
Lgth of illness (M)	17	21	27	32*
% ill since onset (x)	18	30**	19	20
Number of episodes (M)	4	4	10	11
Episodes per year (x)	.30	.29	.45	.35
Pos. family history (%)	33	20	32	37
Psychotic features (%)	49	54	68	73
Social adaptation (x)	3.1	3.0	3.9	4.0
Typus manicus (%)	9	8	35	39

* $p < 0.05$
** $p < 0.01$
*** $p < 0.001$

3. Discussion

In our first paper (Angst and Preisig 1994) on the course of affective and schizoaffective disorders, we came to the conclusion that subtyping by polarity was validated by differences in course between the two subtypes. Within polarity, however, subtyping by presence or absence of schizophrenic symptoms was hardly validated by course alone. The schizoaffective subgroup differed from the affective subgroup only in a lower age of onset and a higher rate of hospitalization during episodes.

In this paper, we have demonstrated that unipolar and bipolar disorder have a similar outcome. However, some differences were observed in recovery rate and in the proportion of continuously recurrent patients. Unipolars were more likely to recover, whereas a higher proportion of bipolars still exhibited recurrence. Among affective patients, unipolars also demonstrated a higher GAS-score during the last interval (median score = 75), compared to bipolars (mean score = 61). Thus, the subclassification into unipolar and bipolar disorders might not only be warranted by differences in course, but also by differences in outcome.

Within polarity, however, we could not demonstrate differences in outcome between affective and schizoaffective subgroups except for the GAS score during the last interval, which was higher in unipolar affectives (median score 75) than in schizodepressives (median score = 60). Thus, our study did not provide much evidence for the appropriateness of the dichotomy into affective and schizoaffective subgroups.

Comparison of results of different outcome studies must take into account variations in the age distribution of the samples, the length of the follow-up period as well as the type and definition of outcome parameters. Comparison of results from studies of schizoaffective patients is particularly difficult, because of the large variation of diagnostic criteria and sampling strategies across different studies.

The occurrence of suicide as an outcome parameter did not depend on polarity or the presence of schizophrenic symptoms in this present study. Goodwin and Jamison (1990) reviewed 30 studies of suicide in manic-depressive disorder. Given the important differences in the age distribution of the samples and differences in the length of follow-up periods, it is not surprising that the observed proportion of deaths attributable to suicide varied considerably across the studies, ranging from 9% up to 64%, with a weighted mean value of 19%. The observed rates in our study (22% for unipolar deaths and 10% for bipolar deaths) were relatively close to this value. Although the difference between the suicide rates of unipolars and bipolars was not statistically significant in our study, the question whether unipolars are at a higher suicide risk has not definitely been resolved yet. Perris (1966) also reported a higher suicide rate in unipolars (27%) as compared to bipolars (11%), whereas other studies failed to find such a difference (Stallone et al. 1980, Black et al. 1988). On the other hand, the presence or absence of schizophrenic symptoms does not appear to impact the suicide rate. Tsuang et al. (1979) observed a suicide rate for schizoaffective disorders similar to that of our study.

Our finding of a similar outcome in unipolar and bipolar disorders is consistent with the results of most other follow-up studies. Though measuring different parameters, many studies concur in demonstrating similar outcome in unipolar and bipolar patients. This is true for both, affective and schizoaffective disorder. Hastings (1958), Morrison et al. (1973) Tsuang et al. (1976), Deister et al. (1990) and Marneros et al. (1991) observed similar recovery rates in unipolar and bipolar affective disorders. A different definition of recovery was used in the present study: a GAS score of more than 60 and a relapse-free interval of 5 years. Thus, the recovery rate in the present study, which differed for unipolar depressive and bipolar patients, cannot be compared with that of other studies.

On the other hand, the similar risk of chronicity we detected for unipolar depression and bipolar disorder confirms results from Cassano et al. (1988) and Marneros et al. (1991). Some authors described a higher chronicity rate in bipolars (Coryell et al. 1989).

The rates for "very good outcome" according to Lee and Murray's definition, were remarkably close to those observed in two other longitudinal studies of depressed inpatients (Lee and Murray 1988, Kiloh et al. 1988). Moreover, the rates for suicide and chronicity were similar *(Tab. 9).*

Tab. 9: Follow-up studies of hospital admissions

	N	Diagn.	Foll.-up (years)	Outcome (%): very good[1]	chron.	suicide
Lee and Murray 1988	89	Dep	18	18	25	4 (9?)
Kiloh et al 1988	145	Dep	15	20	11	7
Angst and Preisig 1994	186	Dep	22–27	26	13	13
	220	BP	22–27	4	16	8

[1] < 4 episodes, no time out from work with psychiatric illness

In schizoaffective disorder, a similar outcome for unipolar and bipolar forms was found by Brockington et al. (1980 a and b), Grossman et al. (1984), McGlashan and Williams (1987) and Marneros et al. (1989).

Thus, while most of the authors report similar outcomes in unipolar and bipolar disorders, there is less agreement about the question of whether schizoaffective disorders are distinct in outcome from affective disorder. Our results corroborate studies that have observed high similarity between these two diagnostic entities (Pope et al. 1980, Möller et al. 1988). Coryell et al. (1984) found no difference in outcome between depressed patients with mood-congruent and those with mood–incongruent psychotic features, but differences between depressives with mood-incongruent psychotic features and non-psychotic depressives. Maj and Perris (1990) reported that schizoaffectives with some pure affective episodes did not differ in outcome from affective patients, but those with just schizoaffective episodes differed. Marneros et al. (1991) observed differences between bipolars and schizobipolars, in just one outcome parameter (social adaptability), whereas unipolar depressives revealed lower social adaptability and a lower GAS score than did schizodepressives. Other studies comparing schizoaffectives to schizophrenics and pure affective patients have provided more evidence for an intermediate position of schizoaffective disorders (Clark and Mallet 1963, Tsuang et al. 1977, Cutting et al. 1978, Tsuang et al. 1979, Coryell et al. 1982, Brockingtom et al. 1982, Berg et al. 1983, van Praag and Nijo 1984). The high similarity between our affective and schizoaffective samples is likely to be attributable to our sampling strategy. We studied the schizoaffective patient groups within a large sample of initial affective patients. Therefore, individuals with predominantly schizophrenic symptoms were less likely to be included, in contrast to other studies where schizoaffectives were selected from an initial patient sample that comprised both affective and schizophrenic patients.

References

Angst F. (1992): Suizide im Vergleich zu anderen Todesursachen bei psychiatrischen Patienten. Katamnese van 1408 hospitalisierten Patienten über 18 bis 32 Jahre. Med Diss, Zürich.

Angst J., Preisig M. (1994): Course of unipolar, bipolar and schizoaffective disorders: Results of a prospective study from 1959 So 1985. (submitted for publication).

Berg E., Lindelius R., Petterson U., Sulum I. (1983): Schizoaffective psychoses. A long-term follow-up. Acta Psychiatr Scand 67: 389–398.

Black D. W., Winakur G., Nasrallah A. (1988): Effect of psychosis an suicide risk in 1593 patients with unipolar and bipolar affective disorders. Am J Psychiatry 145. 849–852.

Brockingtom I. F., Kendell R. E., Wainwright S. (1980a): Depressed patients with schizophrenic or paranoid symptoms. Psychol Med 10: 665–675.

Brockingtom I. F., Kendell R. E., Wainwright S. (1980b). Manic patients with schizophrenic or paranoid symptoms. Psychol Med 10: 73–83.

Brockingtom I. F., Helzer J. E., Hillier V. F., Francis A. F. (1982): Definitions of depression: Concordance and prediction of outcome. Am J Psychiatry 139: 1022–1027.

Cassano G. B., Musetti L., Perugi G., Soriani A., Mignani V., McNair D. M., Akiskal H. S. (1988): A proposed new approach to the clinical subclassification of depressive illness. Pharmacopsychiat 21: 19–23.

Clark J. A., Mallet B. L. (1963): A follow-up study of schizophrenia and depression in young adults. Br J Psychiatry 109: 491–499.

Coryell W., Tsuang M. T., McDaniel J. (1982): Psychotic features in major depression: is mood-congruence important? J Affective Disord 4: 227–236.

Coryell W., Lavori P., Endicott J., Keller M., Van Eerdewegh M. (1984): Outcome in schizoaffective, psychotic, and nonpsychotic depression. Course during a six to 24-month follow-up. Arch Gen Psychiatry 41: 787–791.

Coryell W., Keller M., Endicott J., Andreasen N., Clayton P., Hirschfeld R. (1989): Bipolar II illness: Course and outcome over a five-year period. Psychol Med 19: 129–141.

Cutting J. C., Clare A. W., Mann A. H. (1978): Cycloid psychosis: an investigation at the diagnostic concept. Psychol Med 8: 637–648.

Deister A., Marneros A., Rohde A., Staab B., Jünemann H. (1990): Long-term outcome of affective, schizoaffective, and schizophrenic disorders: A comparison. In: Marneros A., Tsuang M. T. (eds.) Affective and schizoaffective disorders: Similarities and differences. Springer-Verlag, Berlin Heidelberg New York London Paris Tokyo Hong Kong, pp. 157–167.

Endicott J., Spitzer R. L., Fleiss J. L., Cohen J. (1976): The Global Assessment Scale. A procedure for measuring overall severity of psychiatric disturbances. Arch Gen Psychiatry *33:* 766–771.

Goodwin F. K., Jamison K. R. (1990): Manic-depressive illness. Oxford University Press, New York Oxford.

Grossman L. S., Harrow M., Fudala J. L., Meltzer H. Y. (1984) The longitudinal course of schizoaffective disorders. A prospective follow-up study. J Nerv Ment Dis *172:* 140–149.

Hastings D. W. (1958): Follow-up results in psychiatric illness. Am Psychiatry *114:* 1057–1066.

Kiloh L. G., Andrews G., Neilson M. (1988): The long-term outcome of depressive illness. Br J Psychiatry *153:* 752–757.

Lee S. A. and Murray R. M. (1988): The long-term outcome of Maudsley depressives. Bri J Psychiatry *153:* 741–751.

Maj M., Perris Carlos (1990): Patterns of course in patients with cross-sectional diagnosis of schizoaffective disorder. J Affective Disord *20:* 71–77.

Marneros A., Deister A., Rohde A., Jünemann H. (1989): Unipolar and bipolar schizoaffective disorders: A comparative study: III. Long-term outcome. Eur Arch Psychiatr Neurol Sci *239:* 171–176.

Marneros A., Deister A., Rohde A. (1991): Affektive, schizoaffektive und schizophrene Psychosen. Springer, Berlin Heidelberg New York

Mc Glashatn T. H., Williams P. V. (1987): Schizoaffective psychosis: II. manic, bipolar and depressive subtypes. Arch Gen Psychiatry *44:* 138–139.

Möller H. J., Schmid-Bode W., Cording-Tömmel C., Wittchen H. U., Zaudig M., von Zerssen D. (1988): Psychopathological and social outcome in schizophrenia versus affective/schizoaffective psychoses and prediction of poor outcome in schizophrenia. Acta Psychiatr Scand 77: 379–389.

Morrison J. R., Winokur G., Crowe R., Clancy J. (1973): The Iowa *500:* The first follow-up. Arch Gen Psychiatry *29:* 678–682.

Perris C. (1966): A study of bipolar (manic-depressive) and unipolar recurrent depressive psychoses. Acta Psychiatr Scand (Suppl) *194:* 1–189.

Pope H. G., Lipinski J. F., Cohen B. M., Axelrodt D. T. (1980): "Schizoaffective disorder": an invalid diagnosis? A comparison of schizoaffective disorder, schizophrenia, and affective disorder. Am J Psychiatry *137:* 921–927.

Stallone F., Dunner D. L., Ahearn J., Fieve R. R. (1980): Statistical prediction of suicide in depressives. Compr Psychiatry *21:* 381–387.

Tsuang M. T., Dempsey G. M., Dvoredsky A., Struss A. (1977): A family history study of schizo-affective disorder. Biol Psychiatry *12:* 331–338.

Tsuang M. T., Dempsey G. M., Fleming J. A. (1979): Can ECT prevent premature death and suicide in "schizoaffective" patients. J Affective Disord 1:167–171.

Van Praag H. M., Nijo L. (1984): About the course of schizoaffective psychoses. Compr Psychiatry 25: 9–22.

Von Zerssen D. (1977): Premorbid personality and affective psychoses. In: Burrows G. D. (ed.) Handbook of studies on depression. Excerpta Medica, Amsterdam London New York, 79–103.

JUDITH RÖDER, BURKHARD PFLUG

Übergang schizophrener Psychosen im Langzeitverlauf in bipolare Störungen

Wenn Patienten mit psychiatrischen Erkrankungen über viele Jahre begleitet werden, erlebt man nicht selten Entwicklungen und Veränderungen in der Psychopathologie, die kaum einem lehrbuchmäßigen Verlauf entsprechen und manche Diagnose in Frage stellen. Übergänge und Zusammenhänge erscheinen in einem anderen Licht.

Schon zu Beginn der Schizophrenieforschung ist man immer wieder auf Fälle gestoßen, die sich nicht oder nur schwer kategorisieren ließen. So erkannte bereits Kraepelin (1920) das Problem von Symptomkonstellationen, die sich nicht eindeutig in sein dichotomes Modell von „Dementia praecox" und „manisch-depressivem Irresein" (1896) einfügten. Es handelte sich um Patienten, die schizophrene Symptome und affektive Störungen im Wechsel oder aber auch gleichzeitig aufwiesen. In den folgenden Jahren gab es viele Bezeichnungen für dererlei Phänomene. Es wurde von „Mischpsychosen", einem „intermediären Bereich" oder von „atypischen Psychoseformen" gesprochen. Kurt Schneider (1980) bezeichnete sie als „Zwischenfälle", Kasanin (1933) prägte den heute verwandten Begriff der „schizoaffektiven Psychosen".

Die erste große Langzeitstudie, die den Verlauf affektiver, schizoaffektiver und schizophrener Psychosen miteinander verglich, wurde von Marneros, Deister und Rhode im Jahr 1991 veröffentlicht. Sie beschäftigte sich mit Ausgangs- und Verlaufsparametern, mit prognostischen, therapeutischen sowie soziodemographischen und prämorbiden Merkmalen verschiedener Psychoseformen. Marneros (1991) unterscheidet monomorphe von polymorphen Verläufen. Ein monomorpher Verlauf bezeichnet das Auftreten eines Episodentyps im gesamten Krankheitsverlauf, wohingegen ein polymorpher Verlauf durch das Vorhandensein mehr als eines Episodentyps gekennzeichnet ist. „In diesem Sinne lassen sich monomorphe Verläufe als Verläufe ohne Syndromwechsel, polymorphe Verläufe als Verläufe mit mindestens einem Syndromwechsel beschreiben" (Marneros 1991). Die Symptomatik einer Episode kann sowohl aus dem Bereich der affektiven, als auch aus dem Bereich der schizophrenen Störung stammen, oder aber gleichzeitig Elemente aus beiden Formenkreisen enthalten. In seinen Arbeiten konnte er allerdings keine Bevorzugung eines bestimmten Episodentyps oder eine typische Richtung eines Syndromwechsels feststellen.

Wir möchten über fünf Langzeitverläufe berichten, die einen Übergang einer eindeutig diagnostizierten Schizophrenie mit mehreren Schüben und Exacerbationen in eine bipolare Störung zeigten, somit die Darstellung eines Syndromwechsels in eine Richtung der dann bis jetzt über Jahre hinweg stabil geblieben ist. Es handelt sich um eine explorative Studie, die bei allen Patienten eine mehr als 20-jährige Krankheitsgeschichte beleuchtet. Im Mittelpunkt unserer Arbeit stand die genaue Beobachtung des Verlaufs der Psychopathologie anhand von sorgfältig geführten Krankenakten, die sowohl Aufzeichnungen der behandelnden Psychiater und Pflegekräfte enthielten, als auch Zusatzmaterialien wie Briefe, Postkarten und Bilder umfaßten. Die Betrachtung und Beurteilung des eigenen Krankheitsverlaufes durch den Patienten selbst wurde in einem freien Interview im Jahre 2002 und 2003 erhoben und in die Bewertung mit einbezogen. Der Wandel der Symptomatik war bei allen Patienten sehr deutlich zu erkennen und wurde auch von ihnen selbst wahrgenommen und in den Interviews eindrücklich beschrieben. Vier der fünf Patienten wiesen zu Beginn ihrer Erkrankung eine auf Grund der typischen Psychopathologie eindeutig belegbare paranoid-halluzinatorische, eine durch zusätzlich katatone Symptome charakterisierten Schizophrenie auf. Im Lauf der Jahre trat bei allen die schizophrene Symptomatik in den Hintergrund und wurde durch rein affektive Störungen abgelöst.

Wir können bei diesen Verläufen nicht von schizoaffektiven Psychosen sprechen, da die schizophrene Symptomatik seit dem Wechsel über einen stabilen Zeitraum hinweg fehlt und die danach auftretenden akuten Krankheitsphasen lediglich durch affektive Symptome bestimmt werden.

Ein solcher Fall wurde erstmals von Mayer-Gross im Jahre 1932 anhand einer 40-jährigen Katamnese im Rahmen der Erforschung von Mischpsychosen beschrieben. Vaillant (1963) beobachtete bei einer Studie an 12 schizophrenen Patienten bei drei von ihnen einen vergleichbaren Wandel. Huber (1968) wies aus der älteren psychiatrischen Literatur nach, daß ein solcher wie er es nannte „Erscheinungswechsel" nicht unbekannt war. Es wurden unter den sogenannten Defektsyndromen „gelegentlich" auch „stilreine zyklothym-depressive" Verstimmungszustände gesehen, die dann später unter neuroleptischer Langzeittherapie ebenfalls auftraten.

Kranz (1969) weist darauf hin, daß bei einer unzweifelhaften Richtungstendenz schizophrener Bilder zum Depressiven hin unter neuroleptischer Therapie es sich um ein Freisetzen im schizophrenen Strukturwandel latent vorhandener Basissymptome handeln könnte und schließt einen echten Umschlag des Schizophrenen in den zyklothymen Typ nicht aus; ferner weist er darauf hin, daß zu prüfen sei, ob ein solcher „Umschlag" unter Pharmakotherapie gefördert werde oder nicht. Er schreibt „das führt uns nun immer näher an die wichtigste Frage heran, ob wir in dem „Erscheinungswandel" schizophrener Sichtpsychosen wirklich einen Symptomwandel, der einem echten Strukturwandel entspräche, anerkennen können."

Zunächst ein Fallbeispiel:

Der jetzt 67-jährige Patient zeigte erste psychiatrische Auffälligkeiten im Alter von 18 Jahren während der Vorbereitungen auf das Abitur. Er begann mißtrauisch zu werden, saß apathisch in seinem Zimmer und entwickelte Vergiftungsängste. Mit 20 Jahren brachte ihn seine Mutter zur ersten ambulanten Vorstellung in eine psychiatrische Klinik. Schon nach kurzer Zeit fühlte er sich deutlich besser, so daß es ihm möglich war, die Schule noch im selbigen Jahr erfolgreich abzuschließen. Im dritten Semester seines Jurastudiums wurde er im Alter von 21 Jahren von seinen Eltern zur ersten stationären psychiatrischen Aufnahme gebracht. Er bot zu diesem Zeitpunkt das Bild eines unruhigen und ängstlich gespannten jungen Mannes, der unter dem akuten Einfluß von akustischen und szenischen Halluzinationen stand und sich nur widerwillig stationär aufnehmen lassen wollte. Im Aufnahmegespräch äußerte er, daß in sehr kurzer Zeit eine Atombombe über Deutschland abgeworfen werde und er die Aufgabe hätte, dies zu verhindern. Außerdem berichtete er detailreich über seine Koordinationsaufgabe im Bereich der deutsch-deutschen Beziehungen, wähnte sich sowohl für den diplomatischen als auch für den Spionagedienst verantwortlich. (Sein Vater war Botschafter). Es wurde damals die Diagnose einer paranoid-halluzinatorischen Schizophrenie gestellt und eine Elektrokrampftherapie mit anschließender Insulinkur eingeleitet. Nach zwei Monaten konnte der Patient in vollständig remittiertem Zustand entlassen werden.

Die zweite stationäre Behandlung erfolgte im Alter von 25 Jahren. Er war in der Zwischenzeit nach Frankfurt gezogen und hatte eine Stelle bei einer Tourismuszentrale angenommen. Er unterhielt seit 1957 eine feste Beziehung zu einer Apothekerin.

Kurz vor der stationären Aufnahme im selben Jahr hatte er eine Reise nach Berlin unternommen, von der er völlig verändert zurückkehrte. Er behauptete, er werde verfolgt, habe verschlüsselte Nachrichten empfangen, und es sei ganz plötzlich eine Revolte gegen ihn im Gange.

Er präsentierte sich in einem ängstlichen Erregungszustand unter dem akuten Eindruck akustischer Halluzinationen und wahnhafter Bedeutungserlebnisse. Die Behandlung erfolgte mit Neuroleptika, Insulin und wiederum einer Elektrokrampftherapie. Nach zwei Monaten konnte er sich von seinem Wahnerleben distanzieren und wurde in sehr gutem Zustand entlassen. Im Januar 1963, im Alter von 26 Jahren, heiratete er dann seine mehrjährige Freundin gegen den Willen seiner Eltern.

Mit 26 Jahren und mit 27 Jahren wurden zwei weitere stationäre Behandlungen notwendig. Die psychopathologischen Zustandsbilder ähnelten weitgehend denen der vorangegangenen Aufenthalte. Es handelte sich erneut um akute Phasen einer Psychose mit ausgeprägten formalen sowie inhaltlichen Denkstörungen, die deutlich affektiv getragen wurden. Zwischen diesen Episoden stellte sich stets eine vollständige Remission seiner Symptome ein, so daß er sich sowohl am Arbeitsplatz als auch im Privatleben problemlos wieder einfügen konnte.

Im Alter von 28 Jahren erfolgte die erste stationäre Aufnahme in der Frankfurter Universitätsklinik. Hier wirkte der Patient zunächst unruhig und getrieben, hatte starken Rededrang und reagierte schnell gereizt. Im Verlauf entwickelte er Beziehungsideen, war deutlich mißtrauisch und zunehmend aggressiv. Er wurde mit Neuroleptika und Elektrokrampftherapie behandelt. Nach einem Monat konnte er in gut gebessertem Zustand entlassen werden.

Zwischen seinem 29. und 32. Lebensjahr mußte er jedes Jahr wegen akuter Exacerbationen, die sich im Vorfeld mit Schlafstörungen, depressiver Verstimmung, Unruhe und plötzlich auftretender Ängstlichkeit ankündigten, in einem sehr unruhigen Zustand mit starkem Rededrang, formalen Denkstörungen im Sinne einer assoziativen Lockerung als auch massiven inhaltlichen Denkstörungen wie Verfolgungs-, Bedeutungs- und Beziehungsideen behandelt werden. Er wähnte in diesen Phasen oftmals das Eintreten von wichtigen politischen Ereignissen, die er glaubte maßgeblich beeinflussen zu müssen. Zu diesem Zweck verschickte er Telegramme an hohe politische Repräsentanten, um die ihm verschlüsselt zugetragenen Informationen weiterzuleiten.

Nach einer etwa vier- bis zehnwöchigen Behandlung war jeweils sein Zustand stets so wiederhergestellt, daß er seine Arbeit bei einer Kreditanstalt wieder ausüben konnte. Auch in das Familienleben, das Ehepaar hatte im Januar 1968 einen Sohn bekommen, fügte er sich zwischen den Krankheitsepisoden sehr gut ein.

Die Symptomatik des Patienten veränderte sich in den nächsten Jahren deutlich. Immer mehr zeigten sich massive affektive Störungen, die alternierend sowohl im manischen als auch im depressiven Bereich anzusiedeln waren. 1968, im Alter von 32 Jahren, wurde er auf Grund dieser Schwankungen zusätzlich zur neuroleptischen Therapie mit einem Lithiumpräparat eingestellt.

Im März 1970 wurde er im Alter von 33 Jahren erstmals in einem maniformen Zustand stationär aufgenommen. Er wirkte unruhig und rastlos, schmiedete viele Pläne, vor allem in beruflicher Hinsicht und entwickelte häufig ziellose Aktivitäten. Die Stimmungslage war deutlich gehoben. Er zeigte starken Rededrang und sein formaler Gedankengang war assoziativ gelockert mit plötzlich einschießenden Ideen. Im Verlauf äußerte er nur selten paranoid-anmutende Verfolgungs- und Bedeutungsideen. Nach einer Behandlungsdauer von sechs Wochen wurde er in ausgeglichener Stimmungslage entlassen.

In den folgenden Jahren, 1970 – 1987, konnte unter Lithiumtherapie und regelmäßiger ambulanter psychiatrischer Betreuung das Auftreten eines stationär behandlungsbedürftigen Rezidivs verhindert werden. Die manischen und depressiven Phasen sind in dieser Zeit wesentlich milder verlaufen. 1971 wurde sein zweites Kind, eine Tochter, geboren.

Im Jahre 1974 wurde ein stationärer Aufenthalt zur Gewichtsreduktion bei medikamentös induzierter Adipositas notwendig. Die im Zuge dieses Aufenthaltes eingeleiteten internistischen Untersuchungen ergaben eine beginnende Niereninsuffizienz, die mit der jahrelangen Lithiumeinnahme des Patienten in Verbindung gebracht wurde. Ein drohendes Nierenversagen führte daraufhin im März 1987 zum Absetzen des Lithiumpräparates.

Im Oktober 1987, im Alter von 51 Jahren, mußte er nach 17 Jahren erstmals wieder stationär aufgenommen werden, wieder auf Grund eines manischen Syndroms.

Er berichtete, daß er seit Absetzen der Phasenprophylaxe mit Lithium bereits mehrere manische und depressive Phasen gehabt habe. Zum Zeitpunkt der Aufnahme wirkte er unruhig, gereizt, mit starkem Rededrang und im Antrieb deutlich gesteigert. Die Stimmung schwankte zwischen euphorisch und dysphorisch. Inhaltliche Denkstörungen lagen nicht vor. Im Verlauf besserten sich die manischen Symptome relativ rasch, kurz vor der Entlassung kam es zu einer depressiven Nachschwankung.

Der nächste stationäre Aufenthalt erfolgte im Juni 1989 auf Grund eines manischen Syndroms. Ein halbes Jahr später, im Alter von 53 Jahren, kam er erstmals mit einer ausgeprägt depressiven Symptomatik zur Aufnahme. Der psychopathologische Befund zeigte einen sehr ängstlichen, deutlich herabgestimmten Patienten, der im Vorfeld Suizidideen geäußert hatte und im Gedankengang massiv eingeengt schien. Im Verlauf entwickelte er kurzzeitig Beziehungs- und Beeinflussungsideen. Unter thymoleptischer und neuroleptischer Therapie konnte eine rasche Stabilisierung seines Zustandes erreicht werden. Da bereits kurze Zeit später ein maniformes Syndrom auftrat, wurde zur Phasenprophylaxe ein Therapieversuch mit Rubidium eingeleitet.

Nach einer stationären Behandlung im April 1990 auf Grund einer depressiv-agitierten Symptomatik erfolgte eine erneute Umstellung auf Lithium unter nephrologischer Kontrolle und Mitbehandlung. In den Jahren 1991 bis 1996 konnten seine affektiven Schwankungen ambulant gut behandelt werden.

Im Juni 1996 im Alter von fast 60 Jahren wurde er dialysepflichtig. Seit dieser Zeit entwickelte er zunehmend eine rein depressive Symptomatik, die im November 1996 zur stationären Aufnahme führte. Das psychopathologische Zustandsbild zeigte einen stark verlangsamten, gequält wirkenden Patienten, der sich in schwer depressiver Stimmungslage befand. Er war im Antrieb sehr gemindert und es bestand eine deutliche Anhedonie. Seine Gedanken wurden vornehmlich durch nihilistisch-negativistische Inhalte bestimmt. Der formale Gedankengang war verlangsamt jedoch geordnet. Inhaltliche Denkstörungen lagen nicht vor. Im Verlauf kam es langsam nach Umstellung seiner thymoleptischen Therapie zu einer Stimmungsaufhellung. Er wurde nach einem Monat auf Drängen der Ehefrau in nicht ganz symptomfreien Zustand in die ambulante Therapie entlassen. Seit Juli 1990 erhielt der Patient nach Abwägen des internistischen Befundes erneut ein Lithiumpräparat.

Diese Phasenprophylaxe wurde bis zum gegenwärtigen Untersuchungszeitpunkt mit der erwähnten Einnahmepause von Oktober 1987 bis April 1990 und einer weiteren von Dezember 1994 bis Juli 1996 beibehalten. In den folgenden sieben Jahren bis 2003 zeigte der Patient weiterhin ausgeprägte affektive Schwankungen in Form von depressiven und maniformen Zuständen, diese konnten jedoch durch regelmäßige ambulante Therapie so gut aufgefangen werden, daß keine stationäre Behandlung in diesem Zeitraum notwendig wurde. Zur Zeit befindet sich der Patient in einem abklingenden depressiven Zustand.

Tab.: *Übergang schizophrener Psychosen im Langzeitverlauf in bipolare Störungen*

Pat. männl.	Beginn der Schizophrenie Alter	Syndrom	Erste Manie Alter	Erste Depression Alter	Weiterer Verlauf
J.P.H. geb. 1936	18	paranoid halluzinatorisch	32	54	M + D
H.P.K. geb. 1955	29	paranoid halluzinatorisch	37	39	M + D
T.R. geb. 1962	20	paranoid halluzinatorisch	26	28	M + D
W.S. geb. 1964	19	paranoid halluzinatorisch kataton	25	30	M + D
G.S. geb. 1939	26	paranoid halluzinatorisch	44	55	M + D
Mittel	22,6		32,9	41,2	

Die Abbildung zeigt eine Übersicht über fünf Patienten mit einem durchschnittlichen Ersterkrankungsalter von 22,6 Jahren. Alle Patienten waren Männer, im Durchschnitt trat die erste Manie nach 10,4 Jahren auf, eine erste Depression nach folgenden 8,2 Jahren.

Bei allen Patienten haben wir die Krankheitsgeschichte über mindestens 20 Jahre hinweg untersucht, in dem ersten vorgetragenen Fall betrug die Zeitspanne sogar 46 Jahre. Bis heute beobachten wir bei allen fünf Patienten wiederkehrende akute Krankheitsphasen, die entweder manische oder depressive Episoden darstellen. Das Auftreten von Symptomen aus dem schizophrenen Formenkreis bleibt aus, es ist keine Residualsymptomatik zu beobachten, so daß sich die Bezeichnung als schizoaffektive Psychose nicht halten läßt.

Es handelt sich hier also um einen Syndromwechsel, der über Jahre hinweg stabil bleibt. Auch der Ausgang der Erkrankung unterstreicht unsere Beobachtung. Bei allen Patienten ist sowohl subjektiv als auch objektiv ein positiver Ausgang zu beobachten. Dieses Phänomen deckt sich mit den Ergebnissen der vielfältig durchgeführten Studien zum besseren Ausgang von affektiven als von schizophrenen Erkrankungen. Konsequenterweise führte eine Phasenprophylaxe mit Lithium in allen Fällen zu einem Behandlungserfolg.

Huber et al. (1979) berichten „unter den 300 Patienten mit endogen depressiven Stimmungsschwankungen sind 27 Fälle mit stilrein zyklothym-depressiven Rezidiven im Verlauf der Erkrankung nach der psychotischen, typisch schizophrenen Erstmanifestation.

Die Rate charakteristisch zyklothym-depressiver Remanifestationen und damit eines „Symptomwechsels" vom Schizophrenen zum Zyklothymen beträgt demnach 5,4 % (27 von 502 Fällen); dabei handelte es sich fast ausnahmslos, nämlich in 25 Fällen, um weibliche Kranke". Huber läßt die Möglichkeit offen, daß nach dem Auftreten zyklothym-depressiver Rezidive später wieder produktiv-schizophrene Syndrome sichtbar werden – dies konnten wir in unseren Langzeitverläufen nicht beobachten.

Die Fragen, womit ein solcher Übergang schizophrener Psychosen im Langzeitverlauf in bipolare Störungen zusammenhängen könnte, kann nicht beantwortet werden. Diskutiert wurde die Wirkung von Neuroleptika, hier vor allem deren depressiogene Potenz (Helmchen u. Hippius 1969). Wenn man von der depressiogenen Wirkung von Neuroleptika ausgehen würde, wären nach dem Übergang in affektive Störungen zunächst Depressionen zu erwarten. Das Gegenteil ist bei unseren Patienten der Fall: Alle Patienten entwickelten nach einem Intervall von 10,4 Jahren zunächst eine Manie, der dann weitere manische und nach durchschnittlich 8,2 Jahren die ersten depressiven Phasen folgten. Wenn wir die erfolgreiche prophylaktische Wirkung von Lithiumsalzen bei unseren Patienten mit einbeziehen, sprechen Verlauf und Qualität der psychopathologischen Phänomene eher für einen wie auch immer bedingten echten Strukturwandel im Verlauf dieser Psychosen.

Aus psychodynamischer Sicht kann der beobachtete Strukturwandel als ein Prozeß verstanden werden, der über Jahre hinweg zum Erreichen eines stabileren psychischen Strukturniveaus der Patienten geführt hat. Wenn man wie Mentzos (1991) davon ausgeht, daß es bei Schizophrenen vor allem um Aspekte wie Ich-Grenzen, Identität, Kohäsion oder Desintegration geht und bei affektiven Psychosen in erster Linie um Dimensionen wie Objektverlust und Beeinträchtigung des Selbstwertgefühls, so ist in diesen Fällen eine Entwicklung zu erkennen, bei der man zwar immer noch von einer Ich-Schwäche der Patienten sprechen würde, eine ständige Bedrohung durch Desintegration und Ich-Zerfall scheint aber überwunden. Einen wesentlichen Beitrag zu dieser Entwicklung könnte die entstandene affektive Dynamik geleistet haben, der Hartwich (2003) eine Stärkung der Kohäsion sowie ein Zusammenfügen der begonnenen Ich-Fragmentierung und somit eine besondere Bindungsstärke zuschreibt.

So gesehen könnte es sich um einen Versuch handeln, durch den strukturellen Wandel einer drohenden Ich-Destruktion entgegenzuwirken.

Für diese Betrachtungsweise spräche unter anderem der sowohl objektiv als auch subjektiv zu beobachtende bessere Ausgang affektiver und schizoaffektiver Psychosen gegenüber dem der Schizophrenien.

Literatur

Hartwich, P. (2003): s. Beitrag in diesem Band

Helmchen, H., Hippius, H. (1969): Pharmakogene Depression. In: Hippius, H., Selbach, H. (Hrsg.): Das depressive Syndrom. Urban und Schwarzenberg, München, 443–446

Huber, G. (Hrsg.) (1969) Schizophrenie und Zyklothomie. Ergebnisse und Probleme. Thieme, Stuttgart

Huber,G., Gross, G., Schüttler, R. (1979): Schizophrenie. Eine verlaufs- und sozialpsychiatrische Langzeitstudie. Springer, Berlin Heidelbeg New York

Kasanin, J. (1933): The acute schizoaffective psychoses. Am J Psychiatry 13: 97–126

Kraepelin, E. (1896): Lehrbuch der Psychiatrie. 5. Aufl. Barth, Leipzig

Kraepelin, E. (1920): Die Erscheinungsformen des Irreseins. Z Gesamt Neurol Psychiatrie 62: 1–29

Kranz, H. (1969): Symptomwandel schizophrener und zyklothymer Psychosen ? In: Huber, G. (Hrsg.) Schizophrenie und Zyklothomie. Ergebnisse und Probleme. Thieme, Stuttgart

Marneros, A., Deister, A., Rhode, A. (1991): Affektive, schizoaffektive und schizophrene Psychosen. Eine vergleichende Langzeitstudie. Springer, Berlin Heidelberg New York

Mayer-Gross, W. (1932): Die Klinik. In: Bumke, O. (ed) Handbuch der Geisteskrankheiten, vol 9, part V: die Schizophrenie. Springer, Berlin, 293–578

Mentzos, S. (1991): Psychodynamische Modelle in der Psychiatrie. Vandenhoeck und Rupprecht, Göttingen

Schneider, K. (1980): Klinische Psychopathologie. 12. Aufl. Springer, Berlin Heidelberg New York

Vaillant, G. (1963): The natural history of the remitting schizophrenias. Am J Psychiatry 120: 367–376

KONRAD MAURER, BARBARA SCHNEIDER

Die Bedeutung der pharmakologischen Behandlung bei schizoaffektiven Psychosen

Einführung

Der Begriff „schizoaffektiv" wurde erstmals von Kasanin (1933) eingeführt. Er bezeichnete damit Patienten, bei denen schizophrene und affektive Symptome nebeneinander bestanden. Abweichend zu gegenwärtigen Definitionen beschrieb er eine akute Verwirrtheitspsychose. Erst 1987 wurden schizoaffektive Störungen umfangreich im DSM-III-R nach operationalisierten Diagnosekriterien definiert (APA 1987). Trotzdem bleibt die schizoaffektive Störung eine Erkrankung mit niedriger Interrater-Reliabilität (Maj et al. 2000).

Nach DSM-IV sind schizoaffektive Psychosen als eine Störung definiert, bei der zu einem bestimmten Zeitpunkt neben dem Syndrom einer „Major Depression" oder Manie zugleich Symptome auftreten, die bei der Schizophrenie vorhanden sind (APA 1994). ICD-10 definiert schizomanische und schizodepressive Episoden (Dilling et al. 1991). Es wird die gleichzeitige Erfüllung der Kriterien einer manischen bzw. einer depressiven Episode und das Vorhandensein von mindestens einem schizophrenen Symptom gefordert. Ausschlußkriterium ist jedoch das Vorhandensein einer schizophrenen Episode in der Vorgeschichte.

Bezüglich der Häufigkeit der schizoaffektiven Psychosen gibt es keine exakten Untersuchungen. Die jährliche Inzidenz wird zwischen 0,3 und 5,7 auf 100000 Einwohner und damit die lebenslange Prävalenz mit 0,5 – 0,8 % angegeben. Die Häufigkeit in klinisch-psychiatrischen Populationen wird auf 2 – 29 % geschätzt (Keck et al. 1994). 10 – 25 % der Psychosen, die nach traditionellen Kriterien als Schizophrenien oder affektive Psychosen diagnostiziert worden sind, sind den schizoaffektiven Psychosen zuzurechnen (Angst 1986).

Schizoaffektive Psychosen sind rekurrente Erkrankungen mit in der Regel polyphasischen Verläufen, also mehr als 3 Krankheitsepisoden (Angst 1986, Marneros et al. 1991). Bipolare schizoaffektive Psychosen haben signifikant mehr Rezidive als unipolare. Der Langzeitausgang der schizoaffektiven Psychosen ist signifikant günstiger als der der Schizophrenien, aber nicht so günstig wie der Ausgang der reinen affektiven Psychosen. Etwa die Hälfte der schizoaffektiven Patienten haben auch nach jahrzehntelangem Krankheitsverlauf keine persistierenden Alterationen (Marneros et al. 1991).

Pharmakologische Therapie und Prophylaxe

Trotz des häufigen Vorkommens schizoaffektiver Störungen wurde die pharmakologische Behandlung bisher nur wenig untersucht (Keck et al. 1994, Keck et al. 1996, Baethge 2003). Eine weitere Schwierigkeit besteht darin, daß bis zu Beginn der 90er Jahre keine operationalisierten Diagnosekriterien verwendet wurden und schizoaffektive Störungen in den verschiedenen Studien sehr heterogen definiert wurden (siehe Levinson et al. 1999, Baethge 2003). Viele dieser Studien sind methodisch mangelhaft mit oft nur sehr kleiner Fallzahl, ohne Kontrollgruppe und mit nur kurzer Beobachtungsdauer bei Langzeitbehandlung (siehe Baethge 2003).

1. Behandlung akuter schizoaffektiver Krankheitsepisoden

Sowohl bei akuten schizomanischen wie auch bei schizodepressiven Zustandsbildern kommen nach einer neueren Literaturübersicht in erster Linie Antipsychotika in Betracht (Levinson et al. 1999).

1.1 Behandlung akuter schizomanischer Episoden

1.1.1. Neuroleptika als Monotherapie

Sowohl die klinische Erfahrung als auch kontrollierte Studien sprechen für einen Einsatz von Neuroleptika bei schizomanischen Krankheitsepisoden als Mittel der Wahl. Bei hochgradig motorisch erregten schizomanischen Patienten sind neben den hochpotenten Neuroleptika zusätzlich niedrigpotente Neuroleptika wegen ihrer sedierenden Wirkung indiziert.

Die atypischen Antipsychotika, die einzigartige neuropharmakologische Eigenschaften besitzen, sind nicht nur bei Schizophrenien, sondern auch bei schizoaffektiven Störungen wirksam (Keck et al. 1997). Von diesen Substanzen wurden bisher Clozapin, Risperidon, Olanzapin und Ziprasidon auf ihre Wirksamkeit bei schizoaffektiven Psychosen untersucht. Die Effektivität von Clozapin in der Behandlung schizoaffektiver Störungen wurde in retrospektiven offenen Studien mit relativ großer Patientenzahl (McElroy et al. 1991, Banov et al. 1994) und auch in einer prospektiven Untersuchung (Ciapparelli et al. 2000) nachgewiesen. Die Wirksamkeit von Risperidon bei schizoaffektiven Störungen wurde in einer offenen (Keck et al. 1995) und zwei doppelblinden Studien (Ceskova und Svestka 1993; Müller-Siecheneder et al. 1998) untersucht: Keck et al. (1995) fanden bei 81 Patienten mit einer schizoaffektiven Störung, daß schizodepressive Patienten (87 %) stärker von der Behandlung profitierten als Patienten mit bipolarem Subtyp (56 %); Ceskova und Svestka (1993) und Müller-Siecheneder et al. (1998) konnten zeigen, daß die Wirksamkeit von Risperidon der von Haloperidol bzw. der von Haloperidol in Kombination mit Amitriptylin bei akuten schizodepressiven Episoden entspricht. Tran et al. (1999) fanden eine signifikant bessere Wirksamkeit von Olanzapin gegenüber Haloperidol bei schizoaffektiven Patienten. Auch Quetiapin erwies sich als effektiv (Zarate et al. 2000). Ziprasidon soll bei schizomanischen Patienten wirksamer als Haloperidol sein (Keck et al. 1999). Conley et al. (2001) fanden, daß bei schizoaffektiven Störungen Risperidon signifikant stärker als Olanzapin die Schwere affektiver und positiver Symptome reduzierte.

1.1.2. Lithium als Monotherapie

Die Wirksamkeit von Lithium als Monotherapie ist bei schizomanischen Krankheitsepisoden nicht wissenschaftlich gesichert. Allenfalls kann Lithium als Monotherapeutikum bei leichten affektdominanten schizomanischen Krankheitsepisoden angewendet werden, d. h. bei Episoden, bei denen die affektive Symptomatik im Vordergrund steht.

Doppelblinduntersuchungen zeigten eine Überlegenheit von Chlorpromazin im Vergleich zu Lithium (Johnson et al. 1968, Johnson et al. 1971, Prien et al. 1972, Braden et al. 1982) bzw. fanden keinen Unterschied zwischen Chlorpromazin und Lithium (Johnson et al. 1971, Brockington et al. 1978). Eine offene Studie von Goodnick und Meltzer (1984) erbrachte ebenfalls keine Überlegenheit von verschiedenen Neuroleptika gegenüber Lithium.

1.1.3. Neuroleptika und Lithium als Kombinationstherapie

Intention dieser Kombination ist, die Zeit bis zur vollen antimanischen Wirkung von Lithium (etwa 8 bis 14 Tage) durch die Neuroleptikagabe zu überbrücken. Die Effektivität dieses klinischen Vorgehens ist bisher durch wissenschaftliche Studien nicht sicher erwiesen (Levinson et al. 1999).

1.1.4. Antikonvulsiva

Die dürftige Datenlage bezüglich des Einsatzes von Antikonvulsiva liefert wenig Anhaltspunkte für die Behandlung schizoaffektiver Störungen nach DSM-IV (Levinson et al. 1999, Leucht et al. 2002).

1.2 Behandlung akuter schizodepressiver Episoden

Es ist noch nicht endgültig geklärt, ob eine Monotherapie mit Neuroleptika ausreicht oder ob eine Kombination von Neuroleptika und Antidepressiva vorzuziehen ist (Levinson et al. 1999). Für eine Kombinationstherapie von Neuroleptikum und Antidepressivum spricht:

1. Eine Kombinationstherapie ist kompatibel mit der klinischen Evidenz, es fehlt jedoch der wissenschaftliche Beleg.
2. Antidepressiva können bei schizodepressiven Krankheitsphasen die psychotische Symptomatik kaum positiv beeinflussen, vor allem, wenn diese ausgeprägt ist. Zudem besteht die Möglichkeit der Exazerbation und Verstärkung des schizophrenen Anteils durch eine Trizyklikatherapie. Auf jeden Fall sollte die antipsychotische Behandlung optimiert werden, vorzugsweise mit Atypika (Levinson et al. 1999).
3. Bei einer Monotherapie mit Neuroleptika ist zu befürchten, daß bei einer ausgeprägten depressiven Symptomatik im Rahmen der schizodepressiven Episode die therapeutische Effizienz gering ist. Außerdem wird die Möglichkeit einer Verstärkung der depressiven Elemente durch Neuroleptika in der Literatur diskutiert (Möller und Morin 1989).

Die therapeutische Wirkung von Lithium bei schizodepressiven Episoden scheint sehr bescheiden zu sein und ist allenfalls in Kombination mit Neuroleptika und Thymoleptika indiziert (Levinson et al. 1999).

2. Rezidivprophylaxe

Die wissenschaftliche Evidenz für die prophylaktische Wirksamkeit der verschiedenen Substanzen ist schlecht. Es gibt aber Hinweise, daß Lithium und Carbamazepin bei Patienten mit eher affektiven Störungen und Clozapin bei Patienten mit eher schizophrenen Störungen rezidivprophylaktisch wirksam sind (Baethge 2003). Wichtig ist für die Rezidivprophylaxe, daß der Subtyp der schizoaffektiven Störung adäquat behandelt wird (Levinson et al. 1999, Baethge 2003). Jedoch können Therapieempfehlungen zur Phasenprophylaxe affektiver Störungen noch nicht endgültig gegeben werden (Levinson et al. 1999, Baethge 2003).

2.1. Lithiumprophylaxe

Die Angaben in der Literatur über die Wirksamkeit von Lithium bei schizoaffektiven Psychosen schwanken stark. Es scheint gesichert zu sein, daß bei affektdominanten schizoaffektiven Psychosen eine Lithiumprophylaxe annähernd gleich effektiv ist wie bei affektiven Psychosen (Müller-Oerlinghausen et al. 1989). Bipolare Formen schizoaffektiver Psychosen scheinen besser auf Lithium zu reagieren als unipolare. Bei schizodominanten Formen schizoaffektiver Störungen scheint eine Prophylaxe mit Lithium nicht suffizient genug zu sein (Lenz et al. 1989). Eine kleine Studie zeigt, daß hauptsächlich schizophrene Patienten mit schizoaffektiven Störungen wahrscheinlich aus einer Lithiumbehandlung keinen Nutzen ziehen (Mattes und Nayak 1984). Da auch sogenannte schizodominante schizoaffektive Psychosen polymorph verlaufen (d. h. im Langzeitverlauf treten verschiedene Episodentypen auf), ist eine kombinierte Prophylaxe mit Neuroleptika und Lithium zu empfehlen. Dies entspricht auch Beobachtungen, die bei Langzeitverlaufsstudien gemacht worden sind (Marneros et al. 1991).

Seit Einführung operationalisierter Diagnosekriterien wurden nur zwei kontrollierte und randomisierte Studien mit Lithium durchgeführt. Eine dieser Studien mit nur 14 Patienten vergleicht Lithium mit Fluphenazin (Mattes und Nayak 1984), die andere Lithium mit Carbamazepin (Greil et al. 1997).

2.2. Carbamazepinprophylaxe

Neuere Untersuchungen zeigen ähnliche Erfolgsraten von Carbamazepin wie in der Prophylaxe affektiver Psychosen (Greil et al. 1997), wobei Carbamazepin bei vorwiegend depressiver und psychotischer Symptomatik besser als Lithium phasenprophylaktisch wirksam sein soll (Greil et al. 1997). Placidi et al. (1986) stellten fest, daß Carbamazepin bei Patienten, deren schizoaffektive Störungen eher einer Schizophrenie ähneln, überlegen zu sein scheint; allerdings schloß diese Studie nur 6 Patienten mit schizoaffektiven Störungen ein.

Einen interessanten Aspekt stellt der kombinierte prophylaktische Einsatz von Lithium und Carbamazepin bei schizoaffektiven Patienten dar, die primär Responder auf Lithium sind, bei denen jedoch Nebenwirkungen zu einer Reduzierung der Lithiumdosis zwingen. Eine ausreichende wissenschaftliche Prüfung liegt aber noch nicht vor.

Unter Oxcarbazepin scheint eine Verminderung der Dosis von Neuroleptika bei der Behandlung von schizoaffektiven Störungen möglich zu sein. Aufgrund seines wünschenswerten pharmakokinetischen Profils hat es weniger schwere Nebenwirkungen im Vergleich zu Carbamazepin und Neuroleptika. Außerdem interagiert Oxcarbazepin nicht wesentlich mit dem Cytochrom P450-System. Daher ist die gleichzeitige Gabe von Neuroleptika oder Antidepressiva unproblematisch (Dietrich et al. 2001).

2.3. Valproinsäureprophylaxe

Bei Problemfällen, bei denen weder Lithium noch Carbamazepin noch Neuroleptika prophylaktisch eingesetzt werden können bzw. eine Therapieresistenz bei bipolaren schizoaffektiven Störungen vorliegt, soll Valproinsäure wirksam sein (Bogan et al. 2000).

2.4. Antipsychotika

Die Datenlage ist bezüglich Clozapin am umfangreichsten. Kontrollierte oder doppelblinde Studien liegen allerdings nicht vor. Banov et al. (1994) fanden in einer Untersuchung mit insgesamt 84 Patienten mit schizoaffektiven Störungen mit einem durchschnittlichen Nachbeobachtungszeitraum von 20 Monaten, daß die Response auf Clozapinbehandlung durch die Polarität der affektiven Symptomatik vorhergesagt werden kann. Die Autoren zeigten, daß Clozapin bei schizodepressiven Patienten weniger wirksam war, jedoch war die Gruppe dieser Patienten wesentlich kleiner als die der bipolaren. McElroy et al. (1991) fanden in einer im Mittel 35-monatigen Verlaufsstudie von 25 Patienten, daß diese unter Clozapintherapie einen signifikant besseren Outcome als schizophrene Patienten hatten. Ciapparelli et al. (2000) untersuchten Clozapin in einem Follow-up von 24 Monaten bei 25 SAD-Patienten: 31% waren Nonresponder.

Bezüglich phasenprophylaktischer Wirksamkeit von Haloperidol im Vergleich zu Olanzapin wurden von Tran et al. (1999) keine Ergebnisse veröffentlicht.

3. Zusammenfassung

Für eine rasche Beherrschung von akuten affektdominanten schizomanischen Syndromen wurde bisher die Kombination hochpotenter Neuroleptika mit Lithium empfohlen. Aufgrund der wenig sedierenden Eigenschaften dieser Kombination mußten häufig additiv niederpotente Neuroleptika und/oder Benzodiazepine zusätzlich gegeben werden, so daß die meisten schizomanischen Patienten drei oder vier verschiedene Psychopharmaka unter Inkaufnahme der entsprechenden Nebenwirkungen verordnet bekamen. Neben Nebenwirkungen birgt die Kombinationstherapie die Gefahr, daß Neuroleptika depressiogen wirken. Zusätzliche Einnahme von Antidepressiva bei schizodepressiven Syndromen kann zu einer Exazerbation der psychotischen Symptomatik führen oder deren Remission verlangsamen. Das bessere Nebenwirkungs- und Sicherheitsprofil der neuen Atypika sowie deren Wirksamkeit bei depressiven und manischen Symptomen legen nahe, daß diese Substanzen bevorzugt bei Patienten mit schizoaffektiven Störungen eingesetzt werden sollten (Keck et al. 1999, Masan 2004). Ob atypische Neuroleptika jedoch eine adäquate Monotherapie für schizoaffektive Störungen sind, muß in kontrollierten Studien noch geprüft werden. Bei Verordnung dieser Substanzen muß berücksichtigt werden, daß es sich um eine „Anwendung von Arzneimitteln außerhalb des zugelassenen Indikationsbereichs" (off-label) handelt.

Eine generelle Behandlungsempfehlung ist, daß affektive und psychotische Symptome in bezug auf Evaluation und Therapie als gleichwertige Krankheitserscheinungen behandelt, bipolare und unipolare Subtypen unterschieden und unterschwellige affektive und psychotische Symptome auch zwischen akuten Krankheitsepisoden berücksichtigt werden müssen (McElroy et al. 1999).

Anforderungen an die Pharmakotherapie der schizoaffektiven Störung:

1. Schnelle und sichere Beherrschung der Symptome
2. Antipsychotische und thymoleptische bzw. antimanische Eigenschaften
3. Phasenprophylaktische Wirkung
4. Geringe Nebenwirkungen
5. Verbesserung beziehungsweise keine Auslösung kognitiver Störungen
6. Möglichst monotherapeutische Behandlung

4. Pharmakologische Behandlungsrichtlinien

Richtlinien zur pharmakologischen Behandlung schizoaffektiver Patienten (nach Levinson et al. 1999):

Schizomanischer bzw. bipolarer Subtyp:
1. Monotherapie mit atypischem Antipsychotikum (vor allem mit sedierenden Eigenschaften: Clozapin, Olanzapin, Zotepin), gegebenenfalls additiv Benzodiazepine
2. Falls nach vier Wochen keine Reduktion der schizomanischen Symptomatik: atypisches Antipsychotikum + Lithium oder Valproat
3. Bei zusätzlichen persistierenden depressiven Symptomen: Antidepressiva (SSRI)

Schizodepressiver Subtyp:
1. Monotherapie mit atypischem Antipsychotikum (vor allem mit sedierenden Eigenschaften)
2. Bei ausreichend langer Behandlung (über mindestens vier Wochen) ohne Besserung: Atypisches Antipsychotikum + Antidepressiva (SSRI)
3. Phasischem Verlauf oder positiver Familienanamnese für bipolar-affektive Störungen: zusätzlich Lithium

Literatur

American Psychiatric Association: Diagnostic and Statistical Manual of Mental Disorders. DSM-IV. 3th ed. revised, Washington, DC, 1987

American Psychiatric Association: Diagnostic and Statistical Manual of Mental Disorders. DSM-IV. 4th ed., Washington, DC, 1994

Angst J. The course of schizoaffektive disorders. In: Marneros A, Tsuang MT. Schizoaffective psychoses. Springer, Berlin, Heidelberg, New York 1986

Baethge C. Long-term treatment of schizoaffective disorder: review and recommendations. Pharmacopsychiatry 2003; 36: 45–56

Banov MD, Zarate CA; Tohen M. Clozapine therapy in refractory affective disorders: polarity predicts response in long-term follow-up. J Clin Psychiatry 1994; 55: 295–300

Bogan AM, Brown ES, Suppes T. Efficacy of divalproex therapy for schizoaffective disorder. J Clin Psychopharmacol 2000; 20: 520–522

Braden W, Fink EB, Qualls CB. Lithium and chlorpromazine in psychotic inpatients. Psychiatry Res 1982; 7: 69–81

Brockington IF, Kendall RE; Kellett JM. Trials of lithium, chlorpromazine and amitritpyline in schizoaffective patients. Br J Psychiatry 1978; 133: 162–168

Ceskova E, Svestka J. Double-blind comparison of risperidone and haloperidol in schizophrenic and schizoaffective psychoses. Pharmacopsychiatry 1993; 26: 121–124

Ciapparelli A, Dell'Osso L, Pini S, Chiavacci MC, Fenzi M, Cassano GB. Clozapine for treatment-refractory schizophrenia, schizoaffective disorder, and psychotic bipolar disorder: A 24-months naturalistic study. J Clin Psychiatry 2000; 61: 329–334

Conley RR, Mahmoud R. A randomized double-blind study of risperidone and olanzapine in the treatment of schizophrenia or schizoaffective disorder. Am J Psychiatry 2001; 158: 765–774

Dietrich DE, Kropp S, Emrich HM. Oxcarbazepine in affective and schizoaffective disorders. Pharmacopsychiatry 2001; 34: 242–250

Dilling H, Mombour W, Schmidt MH. Internationale Klassifikation psychischer Krankheiten. ICD-10, Kap. V (F): Klinisch-diagnostische Leitlinien. Huber, Bern, Göttingen, Toronto 1991

Goodnick PJ, Meltzer HY. Treatment of schizoaffective disorders. Schizophr Bull 1984; 10: 30–48

Greil W, Ludwig-Mayerhofer W, Erazo N, Engel RR, Czernik A, Giedke H, Muller-Oerlinghausen B, Osterheider M, Rudolf GA, Sauer H, Tegeler J, Wetterling T. Lithium vs carbamazepine in the maintenance treatment of schizoaffective disorder: a randomised study. Eur Arch Psychiatry Clin Neurosci 1997; 247: 42–50

Johnson G, Gershon S, Hekiman LJ. Controlled evaluation of lithium and chlorpromazine in the treatment of manic states: an interim report. Compr Psychiatry 1968; 9: 563–573

Johnson G, Gershon S, Burdock EI. Comparative effects of lithium and chlorpromazine in the treatment of acute manic status. Br J Psychiatry 1971; 119: 267–276

Kasanin J. The acute schizoaffective psychoses. Am J Psychiatry 1933; 13: 97–126

Keck PE, Wilson DR; Strakowski SM, McElroy SL, Kizer DL, Balistreri TM, Hotman HM, DePriest M. Clinical predictors of acute risperidone response in schizophrenia, schizoaffective disorder and psychotic mood disorders. J Clin Psychiatry 1995; 56: 455–470

Keck PE, McElroy SL. The new antipsychotics and their therapeutic potential. Psychiatr Ann 1997; 27: 320–331

Keck PE, McElroy SL, Strakowski SM. New developments in the pharmacological treatment of schizoaffective disorder. J Clin Psychiatry 1996; 57 [suppl 9]: 466–470

Keck PE, McElroy SL, Strakowski SM, West SA. Pharmacologic treatment of schizoaffective disorder. Psychopharmacology (Berlin) 1994; 114: 529–538

Keck PE, McElroy SL, Strakowski SM. Schizoaffective disorder: role of atypical antipsychotics. Schizophr Res 1999; 35 [Suppl 1]: 5–12

Lenz G, Wolf R, Simhandl C, Topitze A, Berner P. Langzeitprognose und Rückfallprophylaxe der schizoaffektiven Psychosen. In: Marneros A (Hrsg.): Schizoaffektive Psychosen: Diagnose, Therapie und Prophylaxe. Springer, Berlin, Heidelberg, New York 1989

Leucht S, McGrath J, White P, Kissling W. Carbamazepine for schizophrenia and schizoaffektive psychoses. The Cochrane Library, Issue 4. Update Software, Oxford 2002

Levinson DF, Umapathy C, Musthaq M. Treatment of schizoaffective disorder and schizophrenia with mood symptoms. Am J Psychiatry 1999; 156: 1138–1148

Maj M, Pirozzi R, Formicula RM, Bartoli L, Bucci P. Reliability and validity of the DSM-IV diagnostic category of schizoaffective disorder: Preliminary data: J Affect Disord 2000; 57: 95–98

Marneros A, Deister A, Rohde A. Affektive, schizoaffektive und schizophrene Psychosen. Eine vergleichende Langzeitstudie. Springer, Berlin 1991

Masan PS. Atypical antipsychotics in the treatment of affective symptoms: a review. Ann Clin Psychiatry 2004;16: 3–13

Mattes JA, Nayak D. Lithium versus fluphenazine for prophylaxis in mainly schizophrenic schizoaffectives. Biol Psychiatry 1984; 19: 445–449

McElroy SL, Dessain EC, Pope HG. Clozapine in the treatment of psychotic mood disorders, schizoaffective disorder, and schizophrenia. J Clin Psychiatry 1991; 52: 411–414

McElroy SL, Keck PE, Strkowski SM. Overview of the treatment of schizoaffective disorder. J Clin Psychiatry 1999; 60 [Suppl 5]: 16–21

Möller HJ, Morin C. Behandlung schizodepressiver Syndrome mit Antidepressiva. In: Marneros A (Hrsg): Schizoaffektive Psychosen: Diagnose, Therapie und Prophylaxe. Springer, Berlin, Heidelberg, New York 1989

Müller-Oerlinghausen B, Thies K, Volk J. Lithium in der Prophylaxe schizoaffektiver Psychosen. Erste Ergebnisse der Berliner Lithium-Katamnese. In: Marneros A (Hrsg): Schizoaffektive Psychosen: Diagnose, Therapie und Prophylaxe. Springer, Berlin, Heidelberg, New York 1989

Müller-Siecheneder F, Müller MJ, Hillert A, Szegedi A, Wetzel H, Benkert O. Risperidone versus haloperidol and amitritptyline in the treatment of patients with a combined psychotic and depressive syndrome. J Clin Psychopharmacol 1998; 18: 111–120

Placidi GF, Lenzi A, Lazzerini F, Cassano GB, Akiskal HS. The comparative efficacy and safety of carbamazepine vs. lithium: A randomised, double-blind 3-year trial in 83 patients. J Clin Psychiatry 1986; 47: 490–494

Prien RF, Cole J, Caffey EM. A comparison of lithium carbonate and chlorpromazine in the treatment of excited schizoaffectives. Arch Gen Psychiatry 1972; 27: 182–189

Tran PV, Tollefson GD, Sanger TM, Lu Y, Berg PH, Beasley CM. Olanzapin versus haloperidol in the treatment of schizoaffective disorder. Br J Psychiatry 1999; 174: 15–22

Zarate CA, Rothschild A, Fletcher KE, Madrid A, Zapatel J. Clinical predictors of acute response with quetiapine in psychotic mood disorders. J Clin Psychiatry 2000; 61:185–189

Aspekte der Affektregulation und (funktionellen) Bildgebung bei (schizo-) affektiven Psychosen

Einleitung

Die Suche nach den Ursachen affektiver Erkrankungen und hiermit die Frage nach der Regulation der Affekte reicht über 2000 Jahre zurück. Bereits Hippokrates (460-357 v.Chr.) vermutete, daß die Melancholie durch Umweltfaktoren hervorgerufen sei, z.b. durch die Ausrichtung der Planeten, die die Milz zur Sekretion schwarzer Galle anregten, was die Stimmung verdunkele. Im 17. Jahrhundert vermutete Robert Burton (1621) in seiner „Anatomie der Melancholie", daß andere Ursachen der Melancholie zugrunde liegen könnten, u.a. genetische Faktoren, biologische Rhythmen oder auch Ernährung. Geprägt durch ausführliche Untersuchungen von Emil Kraepelin (1856-1926) und Adolf Meier (1866-1950) entwickelte sich die heute noch weitgehend gültige Vorstellung, daß sich Depressionen auf genetische oder biologische Faktoren und zusätzliche, nach der Geburt entstandene Faktoren, wie z.B. Stressoren, gründen. Erst im Laufe der zweiten Hälfte des 20. Jahrhunderts entstanden die Theorien über Veränderungen der Rezeptorfunktionen und Neurotransmitter im ZNS, die, wie auch Veränderungen endokrinologischer Parameter, mit depressiven Erkrankungen einhergehen.

Im Hinblick auf schizoaffektive Erkrankungen gibt es kaum Daten zur Affektregulation oder Bildgebung, die sich spezifisch mit dieser Untergruppe psychotischer Erkrankungen befassen. Grund hierfür scheint u.a. der Wandel hinsichtlich der Definition dieser Erkrankungsentität. Neuerdings wird betont, daß dann von einem Vorliegen einer schizoaffektiven Störung auszugehen ist, wenn zeitlich unabhängig voneinander Phasen affektiver bzw. schizophreniformer Episoden auftreten (Erfurth & Arolt 2003). Bei dauerhaftem gleichzeitigem Auftreten sowohl affektiver als auch psychotischer Symptome dürfe eine schizoaffektive Störung daher nicht diagnostiziert werden. Hier müsse die Kategorie der „affektiven Störung mit stimmungsinkongruenten psychotischen Merkmalen" gewählt werden. Dies verdeutlicht einerseits die Nähe der schizoaffektiven Störungen zu den affektiven Erkrankungen und weist gleichzeitig auf die Schwierigkeit hin, diese Besonderheiten in einer Theorie der Affektregulation zu integrieren.

Im ersten Teil dieses Beitrages wird der Schwerpunkt – allerdings vorwiegend aufgrund der deutlich umfangreicheren Datenlagen – auf der Darstellung der Affektregulation affektiver Erkrankungen liegen. Aufgrund der engen Verzahnung von Wahrnehmungsprozessen und Affekten sowie kognitiven Funktionen, die sich in diesem Kontext nicht trennen lassen, werden diese Prozesse als Wahrnehmungs/Emotions/Kognitions-Kopplung wesentlicher Bestandteil der Betrachtungen sein. Zusätzlich wird vor dem Hintergrund neuropsychologischer Modellvorstellungen eine Verbindung mit Theorien zur Entstehung psychotischer Störungen in diesem Zusammenhang versucht. Im zweiten Teil des Beitrages werden Befunde moderner bildgebender Verfahren auf mögliche Informationen im Hinblick auf diese Theorien untersucht und in einem dritten Teil mit diesen integriert.

Affektregulation affektiver Störungen

Betrachtungen zur Neurobiologie

Moderne Vorstellungen zur Ätiopathogenese und Affektregulation affektiver Erkrankungen gehen davon aus, daß im Sinne eines multifaktoriellen Geschehens eine Vielzahl von Faktoren relevant sein können (Kendler et al. 1993): hierzu gehören neben den entwicklungsgeschichtlich wichtigen Faktoren wie gelernte Verhaltensweisen, neurotische Fehlentwicklungen, Traumata sowie akute und chronische Stressoren vor allem biologische Aspekte, z.B. genetische Faktoren.

Aufgrund umfangreicher Untersuchungen inklusive des Nachweises mehrerer Genloci, die mit affektiven Erkrankungen in Verbindung gebracht werden, geht man inzwischen von einer Polygenie mit sehr unterschiedlicher Penetranz aus (eine Übersicht findet sich bei Musselman et al. 1998 und Marneros 2004).

Neben den genetischen Befunden sind noch weitere biologische Faktoren zur Entstehung affektiver Erkrankungen beschrieben worden. Hierzu gehören chronobiologische Phänomene, Verursachung depressiver Störungen durch Medikamente und exogene Noxen sowie (primäre) Störungen der Neurotransmission.

Die Tatsache, daß depressive Syndrome vielfach Rhythmen und Phasen folgen, hat chronobiologische Untersuchungen initiiert. Dabei wurden bei der Erkrankung Desynchronisations-Phänomene verschiedener Biorhythmen gefunden, für die eine anlagebedingte Insuffizienz vermutet wird. Hierzu gehören die saisonale Bindung depressiver Phasen, die Tagesschwankungen sowie die charakteristischen Schlafstörungen. Eine Vielzahl von Medikamenten kann depressive Erscheinungsbilder induzieren. Reserpin, ein durch Reduktion des Speichervermögens für Noradrenalin im ZNS und postganglionären sympathischen Nervenendigungen wirkender Blutdrucksenker, ist sogar langjährig genutzt worden, um bei Ratten ein Depressionsmodell zur pharmakologischen Forschung zu induzieren. Insbesondere durch die psychopharmakologische Forschung der Sechziger Jahre gelang es, wichtige Hypothesen zur Entstehung affektiver Erkrankungen aufzustellen. Die Katecholamin-Hypothese der affektiven Erkrankung besagt z.B., daß einige Formen der Depression mit einem relativen Defizit von Katecholaminen im ZNS verbunden seien, wohingegen die Manie mit einem relativen Überangebot an Katecholaminen assoziiert sei (Schildkraut 1965; Bunney & Davis 1965). In den folgenden Jahren konzentrierten sich Forscher auf die Untersuchung einzelner Neurotransmitter. So betonten Coppen (1968) die Relevanz des Noradrenalin bei der Entstehung gestörter Affektzustände und Lapin & Oxenkrug (1969) die Wichtigkeit des Serotoninsystems. Ein Defizit serotonerger neuronaler Funktionen rufe depressive Symptome hervor, so die Autoren. Diese Hypothese wurde unterstützt durch Befunde von Asberg et al. (1976), die bei einer großen Untergruppe depressiver Patienten niedrige 5-Hydroxyindolacetat (5-HIAA)-Spiegel fanden und in dieser Untergruppe ein größeres Suizidrisiko nachweisen konnten. Janowski et al. (1972) schlugen eine Veränderung der Katecholaminhypothese vor: sie gingen davon aus, daß eine relative Erhöhung der cholinergen Aktivität im Vergleich zur noradrenergen Aktivität im ZNS mit Depressionen verbunden sei, eine gegenteilige Veränderung mit der Manie.

Ausgehend von den Beobachtungen, daß klinische Endokrinopathien häufig mit Veränderungen der Stimmung einhergehen und Hyperkortisolismus in den fünfziger Jahren als ein Merkmal der Major Depression beschrieben wurde, betrachtete man in den siebziger Jahren auch vermehrt neuroendokrinologische Mechanismen im Hinblick auf das Verständnis depressiver Erkrankungen. Hierbei wurde der HPA-Achse (Hypothalamic-Pituitary-Adrenal-Axis) sowie der HPT-Achse (Hypothalamic-Pituitary-Thyroid-Axis) vermehrte Aufmerksamkeit geschenkt. So konnte z.B. gezeigt werden, daß 40-50% der Patienten einer endogenen Depression gegen eine Dexamethason induzierte HPA-Achsen-Unterdrückung resistent waren. Aufgrund dessen entwickelte man den bekannten Dexamethason-Suppressions-Test (Brown et al. 1979; Carroll & Davies 1970). Neben den gefundenen Veränderungen der HPT-Achse (Prange et al. 1969, 1972) konnte inzwischen gezeigt werden, daß eine Augmentation mit Schilddrüsenhormonen, z.B. Trijodthyronin (T3), bei der antidepressiven Behandlung effektiv ist (Joffe et al. 1993).

Neben der depressiogenen Wirkung von Reserpin auf biogene Amine fand man aber auch – mehr oder weniger zufällig – die stimmungsverbessernde Wirkung eines Monoaminooxidaseinhibitors (MAOIs), Iproniacid, einem Wirkstoff, der ursprünglich für die Behandlung der Tuberkulose entwickelt wurde. Imipramin, ein trizyklisches Medikament, das dem Chlorpromazin verwandt ist und eigentlich zur Behandlung der Schizophrenie entwickelt wurde, verbesserte depressive Verstimmungen. Trizyklische Antidepressiva (TCAs) bewirkten eine Wiederaufnahmehemmung von Noradrenalin und Serotonin in die präsynaptischen Neurone. Und schließlich stieg das Interesse an den Mechanismen des Serotoninsystems durch die Einführung der selektiven Serotonin-Wiederaufnahmehemmer („selective serotonin reuptake inhibitors", SSRIs) in den späten achtziger Jahren.

Heute geht man davon aus, daß bei depressiven Erkrankungen neben dem Noradrenalin- und Adrenalin-Rezeptorsystem, und neben dem Serotoninsystem auch Dopamin, die Dopamin-β-Hydroxylase und die Monoaminoxidase eine wichtige Rolle bei der Entstehung und Modulation affektiver Erkrankungen spielen. Darüber hinaus wurde die Gamma-Amino-Buttersäure (GABA) als ein relevanter Faktor beschrieben (Emrich et al., 1993; siehe auch unten) und auf die Bedeutung weiterer Faktoren hingewiesen, so der intracellulären Signalübertragung und des Second Messenger Systems (cAMP-System), des Phosphoinositol-Systems sowie des Calciums bei der Signalübertragung (Manji et al. 2003). Neben den Beeinträchtigungen der HPA- sowie HPT-Achse konnten auch Veränderungen der Hypothalamus- und Wachstumshormon-Achse sowie der HPG-Achse (Hypothalamic-Pituitary-Gonadal-Axis), sowie Störungen der Hypophysenfunktion im Zusammenhang mit Veränderungen der circadianen Rhythmik gebracht werden. Darüber hinaus scheinen diese hypothalamischen und hypophysären Hormone durch klassische Neurotransmitter wie Serotonin, Acetylcholin und Noradrenalin beeinflußt/kontrolliert zu werden. So ist ein Gefüge unterschiedlichster Neurotransmitter – und Hormonsysteme – auf verschiedensten Ebenen (molekulare, zelluläre, Systemebene) interaktiv an der Entstehung/Modulation affektiver Störungen beteiligt. Weitere Faktoren, die hier modulierend und interaktiv beteiligt sind, aber im Rahmen dieser Arbeit nur erwähnt werden können, sind das Immunsystem mit seinen unterschiedlichen Immunmodulatoren (Irwin et al. 1991; Maes et al. 1994; Madden & Felten 1995; Schedlowski et al. 1996, Benschop et al. 1996; Leonard et al. 2000) und exogene Faktoren wie etwa Viren (Rott et al. 1985; Bode et al. 1995, 2001; Dietrich et al. 1998).

Betrachtungen zur Neuropsychologie

Emotionale und kognitive Prozesse sind durchaus eigenständige aber interaktive Prozesse, die gleichzeitig und parallel während der Reizverarbeitung ablaufen. Dieser Aspekt klang in der Einleitung bereits an. Emotionale Verarbeitung erfordert in der Regel einen externen oder internen Stimulus und ist insofern zu einem gewissen Grade von kognitiven Systemen zur Stimulusverarbeitung und -weiterleitung abhängig. Emotionale Prozesse können wiederum kognitive Systeme auf vielfältige Weise beeinflussen und bestimmen somit die Verarbeitung externer Stimuli sowie interner Repräsentationen und nachgeordnete kognitiver Prozesse und Systeme. Hieraus resultiert beispielsweise, daß wir eine bewußte Wahrnehmung unserer Emotionen oder emotionalen Erinnerungen haben können, aber auch unbewußt emotionale Faktoren mit kognitiven Funktionen interagieren.

Die Amygdala gelten dabei als diejenigen cerebralen Strukturen, die die entscheidende Rolle, z.B. bei Prozessen der Einordnung der emotionalen Signifikanz eines Stimulus in einen bestehenden Kontext, übernehmen und hierbei mit einer Vielzahl von cerebralen Strukturen, insbesondere mit dem Hippocampus, Neocortex, Hirnstamm und Thalamus, in Verbindung stehen. Die wichtigsten Projektionen dieser Systeme und die besondere Bedeutung für ihren Einfluß auf z.B. Gedächtnisprozesse werden im folgenden erläutert.

Die Rolle der Amygdala für emotionale Prozesse

Die Amygdala erhalten neuronale Projektionen aus unterschiedlichen Bereichen des temporalen Cortex, z.B. des inferioren temporalen visuellen Cortex, des superioren temporalen auditorischen Cortex, des Cortex des temporalen Pols und des superioren temporalen Sulcus. Dies bedeutet, daß sich hierin ein Einfluß höherer Stufen der sensorischen Verarbeitungen im visuellen und auditorischen System widerspiegelt (Amaral et al. 1992). Weitere Projektionen erreichen die Amygdala aus somatosensorischen corticalen Arealen (Mesulam & Mufson 1982), vom posterioren orbitofrontalen Cortex, aber auch von subcortikalen Strukturen wie den Thalamuskernen, dem Subiculum und CA1-Anteilen des Hippocampus, vom Hypothalamus, der Substantia inominata und vom Kerngebiet des „Tractus solitarius" mit gustatorischen und viszeralen Inputs sowie aus olfaktorischen Strukturen (Amaral et al. 1992). Eine Übersicht über die wichtigsten neuronalen Verbindungen mit den Amygdala vermittelt Abb. 1.

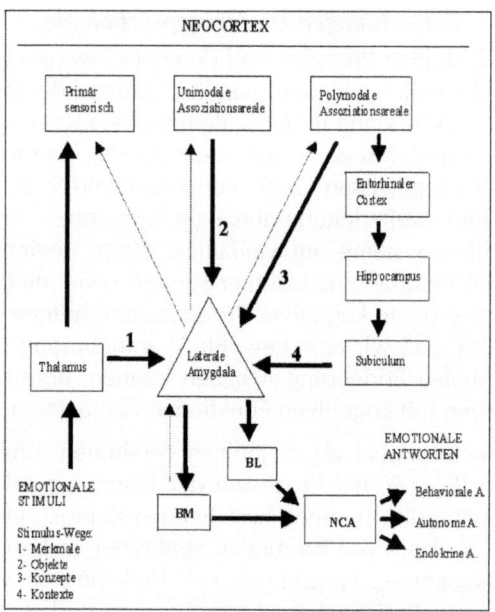

Abb. 1: Neuronale Verschaltungen der Amygdala: der Nucleus lateralis amygdalae erhält Afferenzen von den sensorischen Verarbeitungsarealen im Thalamus (1) und Neokortex (2), sowie von übergeordneten Assoziationsarealen des Neokortex (3) und der Hippocampusformation (4). Bei der Angstkonditionierung können die Amygdala Informationen von diesen unterschiedlichen neuronalen Wegen parallel verarbeiten. Dabei werden einfache Stimuli über die Wege 1 oder 2 konditioniert, wobei Weg 2 involviert ist, wenn eng aufeinander bezogene Stimuli unterschieden werden müssen. Weg 4 ist involviert bei der Angstkonditionierung auf kontextuelle Stimuli und Weg 3, vom medialen präfrontalen Kortex zu den Amygdala, scheint für die Extinktion der Konditionierung von Bedeutung. Innerhalb der Amygdala wird die Information vom lateralen Nucleus zum zentralen Nucleus (NCA) über die basolateralen (BL) und basomedialen (BM) Nuclei weitergeleitet. Die zentralen Nuclei der Amygdala (NCA) sind für die Kontrolle spezifischer emotionaler Antworten von Bedeutung. Die Abbildung wurde modifiziert nach LeDoux (1995).

Die neuronalen Efferenzen sind ebenso vielfältig und beinhalten z.b. Projektionen zum Hypothalamus, zu autonomen Zentren in der Medulla oblongata, wobei hierin für die cortikale Signalverarbeitung indirekt eine Möglichkeit besteht, Hirnstammstrukturen zu erreichen. Weitere Verbindungen reichen zum ventralen Striatum inklusive des Nucleus accumbens. Informationen aus den Amygdala können hierdurch die Basalganglien erreichen und motorische Funktionen beeinflussen. Über den mediodorsalen Nucleus des Thalamus erreichen Amygdalaprojektionen auch indirekt den orbitofrontalen Cortex. Zusätzlich bestehen direkte Verbindungen zu vielen Arealen der temporalen, orbitofrontalen Rinde und Cortices im Inselbereich, von denen die Amygdala wiederum Inputs erhalten (Amaral et al. 1992). Die Funktionen dieser Projektionen („back projections") bestehen u.a. darin, die Informationsverarbeitung, z.b. das Einspeichern und Abrufen von Informationen, im Neocortex zu beeinflussen (Rolls 1995). Eine weitere Verbindung der Amygdala projiziert zum entorhinalen Cortex, welcher auch Efferenzen zum Hippocampus und Gyrus dentatus sowie zum ventralen Subiculum besitzt (Amaral et al. 1992).

Die oben beschriebenen Verbindungen zwischen unterschiedlichen cortikalen Strukturen, Thalamus, Hypothalamus, Basalganglien sowie Hirnstammkernen mit den Amygdala verdeutlichen die zentrale Stellung der Amygdala im Hinblick auf die („affektive") Beeinflussung kognitiver Funktionen, motorischer Systeme sowie des autonomen Nervensystems. Studien, die sich insbesondere mit den neuropsychologischen/physiologischen Veränderungen nach Hirnläsionen bei Primaten sowie bei Menschen befaßten, konnten die beschriebenen Befunde sowie die z.T. vermuteten Funktionen stützen (eine Übersicht findet sich bei Rolls 1995). Die erste und bekannteste Studie veröffentlichten Klüver & Bucy 1939, die das Verhalten von Affen nach einer bilateralen anterioren Temporallappen-Exstirpation (Lobektomie) untersuchten. Es bestätigte sich, daß die emotionalen Veränderungen beim sog. Klüver-Bucy-Syndrom aus einem bestimmten Defizit im Rahmen der Stimulus-verstärkenden Assoziationen („learning stimulus-reinforcement associations") bestand (Jones & Mishkin, 1972; Mishkin & Aggleton, 1981; Rolls, 1990; Aggleton, 1993).

Es war davon auszugehen, daß die Amygdala eine wichtige Rolle bei der Reaktion auf Stimuli übernehmen, die mit einem primären Verstärker assoziiert waren. Außerdem schienen sie eine wichtige Rolle hinsichtlich der Entscheidung, ob auf neue Stimuli eine Verhaltensreaktion erfolgte oder nicht, einzunehmen. Einzelpotentialanalysen ergaben, daß einige Amygdalaneurone bei Affen Potentiale auslösten, wenn visuelle Stimuli, von denen die Amygdala Inputs vom temporalen visuellen Cortex erhielten, präsentiert wurden. Andere Neurone reagierten auf eine auditorische, gustatorische, olfaktorische oder somatosensorische Stimulation. Es wurden dabei insbesondere dann Amygdalaneurone aktiviert, wenn die Reaktion auf mit Verstärkermechanismen assoziierte Stimuli erfolgte, z.B. auf die Präsentation von Futter (Sanghera et al. 1979).

Einige der Amygdalaneurone, die auf verstärkende visuelle Stimuli reagieren, scheinen außerdem auf nicht mit einem Verstärker assoziierte Stimuli mit einer Aktivierung zu antworten. Rolls (1990, 1992, 1995) vermutete anhand visueller Rekognitions-Experimente, daß die Amygdalaneurone als Filter funktionieren, und die Möglichkeit einer Aktivierung bieten, wenn ein Stimulus mit einem positiven Verstärker verbunden ist oder relativ neu erscheint. Die Funktion dieser Aktivierung scheint die Beeinflussung des Interesses (Motivation) am Stimulus, d.h. ob er zu einer Zuwendung oder Abwendung des Subjektes führt, ob eine affektive Antwort hervorgerufen wird, ob ein Stimulus in eine interne Repräsentation überführt wird oder auch in dieser erhalten wird. Diese Funktionen seien durch den Nucleus Meynert oder deren Projektionen („back projections") zum zerebralen Cortex (Rolls 1990, 1992, 1995) vermittelt.

Zur Rolle anderer Strukturen für emotionale Prozesse

Eine wichtige Funktion bei der Reaktion auf emotionale Stimuli übernehmen auch orbitofrontale cortikale Strukturen. Deren vielfältige Verbindungen zu anderen cortikalen und limbischen Strukturen scheinen für die Verarbeitung von emotionsassoziierten Stimuli von Bedeutung. Die Hypothese, daß der orbitofrontale Cortex eine wesentliche Aufgabe bei der Veränderung von Verhaltensantworten auf vorher präsentierte und mit Verstärkern assoziierten Stimuli übernimmt, wurde durch Aufzeichnungen von einzelnen orbitofrontalen Neuronen bei Affen bestätigt. D.h. der orbitofrontale Cortex scheint insbesondere dann wesentliche Funktionen zu übernehmen, wenn wiederholtes Neuerlernen und Neueinordnen von Stimulus-verstärkenden Assoziationen gefordert ist, im Gegensatz zum initialen Lernen, bei dem Amygdalafunktionen eine wesentliche Rolle übernehmen (Rolls 1995).

Weitere Funktionen scheinen darin zu bestehen, herauszufinden, ob ein Verstärker erwartet ist und darin, einen „mismatch" zu erzeugen (im Sinne einer neuronalen Aktivierung der für eine nicht-Verstärkung zuständigen Neurone), wenn eine Verstärkung nicht erfolgt, obwohl sie erwartet wurde (Rolls 1990).

Weitere für Verstärkermechanismen relevante Strukturen bilden Neurone im lateralen Hypothalamus und basalen Vorderhirn. Sie reagieren z.B. auf visuelle Stimuli, die mit positiven Verstärkern oder mit Bestrafung verbunden sind (Rolls 1995). Diese Neurone können Impulse von den Amygdala und dem orbitofrontalen Cortex erhalten und autonome Reaktionen auf emotionale Stimuli über vom Hypothalamus zum Hirnstamm absteigende neuronale Verbindungen erzeugen (Rolls 1990, 1992). Es sei auch möglich, daß diese Strukturen wiederum Verbindungen vom Hypothalamus zu den Amygdala, zur Substantia nigra oder sogar zu neocortikalen Strukturen beeinflussen. So konnte z.B. eine Freisetzung von Acetylcholin im cerebralen Cortex nachgewiesen werden, wenn emotionale Stimuli (mit Verstärkern oder als neue Stimuli) präsentiert wurden. Dieses scheint eine Möglichkeit darzustellen, wie Emotionen oder emotional relevante Stimuli das Speichern von Erinnerungsinhalten im cerebralen Cortex zu beeinflussen vermögen, indem sie dort die Bildung von internen Repräsentationen beeinflussen und zu Vorteilen hinsichtlich der Speicherung von Details führen und die Wahrscheinlichkeit von vorteilhaftem Verhalten in ähnlichen Situationen in der Zukunft erhöhen.

Diese Funktionen werden unterstützt durch relativ unspezifische Projektionssysteme des cerebralen Cortex und des Hippocampus, inklusive der cholinergen Übertragungswege, des basalen Vorderhirns und des medialen Septums sowie aszendierender noradrenerger Verbindungen (Wilson & Rolls 1990a,b).

Interaktion dieser Systeme

Das System neuronaler Verbindungen der für Emotionen wichtigen Hirnareale in Gebiete des cerebralen Cortex kann auch als *Bottom-up-Komponente* (für das visuelle System vgl. Desimone et al. 1995) der Emotions/Kognitions-Kopplung bezeichnet werden. Derartige Verbindungen können das Wiedererkennen von gespeicherten Erinnerungen in neocortikalen Strukturen triggern. Die Funktionen des emotionalen Systems (insbesondere der Amygdala) scheinen dabei vergleichbar mit der Funktion des Hippocampus für das Wiederabrufen von episodischen Erinnerungen in neocortikalen Strukturen. Emotionen könnten so als Teil von Erinnerungen z.B. über amygdalo-entorhinale Inputs zum Hippocampus abgespeichert werden, und außerdem könnten diese emotionsassoziierten Gedächtnisinhalte oder kognitiven Prozesse über amygdalo-cortikale Projektionen wiedererinnert werden. Es wird vermutet, daß dabei z.B. Amygdalaneurone im Zusammenhang mit einem bestimmten Gefühlszustand aktiviert werden und so synaptische Verbindungen auf den apicalen Dendriten in den cortikalen Pyramidenzellen beeinflussen können (Rolls 1995).

Im Gegensatz zu dieser Bottom-up-Regulation steht die *Top-down-Regulation* (Desimone et al. 1995), die die Beeinflussung limbischer Strukturen von kortikalen Strukturen ausgehend ermöglicht. So werden Signale aus kortikalen Assoziationsarealen verschiedener sensorischer Leistungen in tiefer liegende limbische Strukturen über die Amygdala vermittelt Abb. 2.

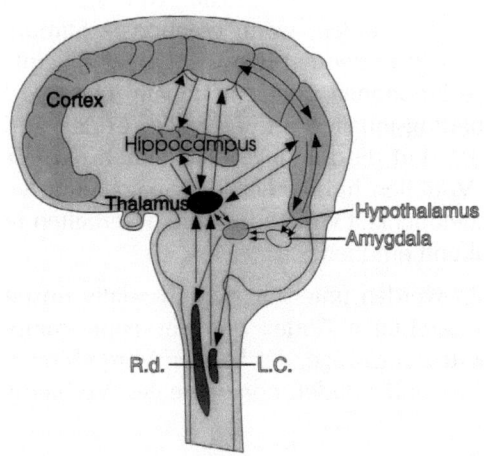

Abb. 2: Reduziertes Schema der funktionellen Organisation des Gehirns zur Veranschaulichung psychopharmakologischer Interaktionen auf neurophysiologischer Basis: Divergenzmodulation geht vom Locus coeruleus (L.c.) und Raphe dorsalis (R.d.) zu subcortikalen Arealen aus, wohingegen die Amygdala als Tor für die Kopplung zwischen Emotion und Kognition/Wahrnehmung angesehen wird. In Erweiterung des Konzepts von Mumford (1991) wird Konzeptualisierung als „Trialog" zwischen Thalamus, Hippocampus und Cortex interpretiert, dessen Aktivität sowohl vom Hirnstamm aus als auch über die Mandelkerne von corticalen Strukturen her modifiziert werden kann.

Auf Grund dieser Befunde wurde von Emrich et al. (1993) ein integratives neurochemisch-psychophysiologisches Basismodell vorgeschlagen, innerhalb dessen angenommen wird, daß zwischen der Wahrnehmungs/ Emotions-Kopplung einerseits und der Emotions/Kognitions-Kopplung andererseits jeweils integrative Übersetzungsfunktionsschritte liegen, die autoregulativen Charakter im Sinne eines bidirektionalen Abgleichs zwischen kognitiven und emotionalen Leistungen haben (Abb. 3).

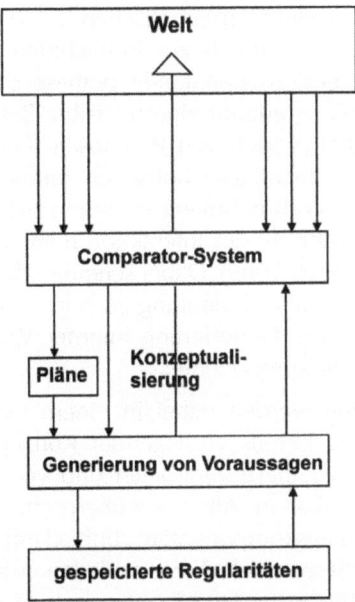

Abb. 3: Darstellung des „hippocampalen Komparatorsystems" modifiziert nach Gray & Rawlins (1986), wobei jeweils Abgleiche zwischen Außendaten und gespeicherten Innendaten („stored regularities") durchgeführt werden.

Im Sinne dieses Modells wird nach Mumford (1991) angenommen, daß die thalamo-corticale Rückkopplungsschleife mit einer Funktion der „Konzeptualisierung" einhergeht und daß jeweils eine Art „Plausibilitätskontrolle" über die von Gray & Rawlins (1986) beschriebenen hippocampalen Komparatorsysteme erfolgt. Andererseits werden vom Hirnstamm und von limbischen Strukturen durch noradrenerge und dopaminerge Systeme Aktivationen kortikaler assoziativer Leistungen und der beschriebenen kortikothalamischen Konzeptualisierungsleistungen induziert.

Zur klinischen Bedeutung dieser Modelle

Derartige neuropsychologische Betrachtungen und Untersuchungen können einen wichtigen Beitrag zum besseren Verständnis einer Reihe von Phänomenen bei verschiedenen psychischen Störungen leisten. Insbesondere im Hinblick auf psychotische Störungen im Rahmen (schizo-)affektiver Erkrankungen oder der Schizophrenie erlangen sie eine klinische Relevanz.

Ausgehend von Beobachtungen bei schizophrenen Patienten, die sich im Zustand des akuten produktiv-psychotischen Erlebniswandels befanden, wurde dieses (Komparator-)Modell zur Betrachtung von Wahrnehmungsprozessen auch als Drei-Komponenten-Hypothese der Wahrnehmung bezeichnet (Emrich 1989). Es erlaubt eine plausible Betrachtungshilfe der Erlebnisveränderungen bei produktiven Psychosen. Dieses Modell geht, basierend auf einer experimentlapsychologisch fundierten Wahrnehmungstheorie, davon aus, daß Wahrnehmung keinen in sich einheitlichen Prozeß darstellt, sondern vielmehr auf der Interaktion mehrerer Partialprozesse beruht (Hemsley 1988; Emrich 1989). Dabei scheinen die folgenden drei Komponenten von entscheidender Bedeutung zu sein: 1. eingehende Sinnesdaten, 2. Konzeptualisierung (Generierung interner Wahrnehmungshypothesen) und 3. eine Korrekturkomponente.

Eingehende Sinnesdaten werden dabei in einem Konzeptualisierungsprozeß unter Einbeziehung bereits vorliegender Konzepte und Erfahrung zu einer Wahrnehmungshypothese verarbeitet und von der Korrekturkomponente auf ihre Brauchbarkeit im Alltag hin überprüft. Erst die Interaktion der einzelnen Wahrnehmungskomponenten führt dann zu einer bewußten Wahrnehmung der äußeren Welt. In verschiedenen neuropsychologischen Studien fanden sich Hinweise, daß hippocampale Strukturen eine wichtige Rolle bezüglich der Korrekturkomponente ausüben. Die hippocampale Formation scheint Konsolidierung der sensorischen Daten, Speicherung und Wiederaufruf zu beeinflussen (Gray & Rawlins, 1986). Es ist dabei aber im Sinne von Lurija (1992) von einem zugrundeliegenden komplexen funktionellen System auszugehen.

Lassen sich moderne bildgebende Verfahren zur Verifikation der hier skizzierten Modelle nutzen?

Um neuronale Mechanismen emotionaler und kognitiver Prozesse in ihren funktionellen Merkmalen näher zu charakterisieren, etablierten sich in den letzten Jahren eine Reihe neuerer Untersuchungsmethoden. Zu den Wichtigsten gehören gegenwärtig die funktionelle Kernspintomographie (fMRT = funktionelle Magnet-Resonanz-Tomographie), die Positronen-Emissions-Tomographie (PET), die ereigniskorrelierten (evozierten) Hirnpotentiale (EKP) und die ereignisbezogenen magnetischen Felder (MEG). Den Verfahren ist gemeinsam, daß mit ihrer Hilfe versucht wird, funktionelle Veränderungen cerebraler Prozesse darzustellen. Sie weisen teilweise sehr spezifische Unterschiede auf, die ihre Möglichkeiten z.T. eingrenzen. Die Kombination mit anderen funktionellen Verfahren erscheint daher sinnvoll und notwendig. Seit der Einführung der Kernspintomographie konnten Unterschiede, die sich bereits bei computertomographischen Untersuchungen angedeutet hatten, näher spezifiziert werden. So fanden sich eine Häufung von Hyperintensitäten in der grauen und weißen Substanz bei geriatrischen Patienten (über 65 Jahre) mit affektiven Erkrankungen, insbesondere bei Patienten mit einer Depression mit spätem Beginn, d.h. ab 60 Jahre (Coffey et al. 1990; Figuel et al. 1991). Jedoch sind diese Hyperintensitäten bei älteren Patienten eher unspezifisch und meist die Folge pathologischer Gefäßprozesse (Valk & van der Knaap 1989). Betrachtungen des limbischen Systems scheinen hier aussagekräftiger. Der Hippocampus, der über eine hohe Konzentration an Glukokortikoidrezeptoren verfügt, scheint besonders vulnerabel auf Stress zu reagieren (Sapolsky 1996). Dieser integrale Bestandteil des limbischen Systems besitzt eine hohe Konzentration von TypI- und TypII-Kortikosteroidrezeptoren und übt einen inhibitorischen Einfluß auf die HPA-Achse aus (Jacobson & Sapolsky 1991). Längerer Einfluß hoher Dosen von Kortikosteroiden führte bei Primaten zu einer Beeinträchtigung oder zum permanenten Verlust von hippocampalen Neuronen (Magarinos et al. 1996; Sapolsky 1994; Sapolsky et al. 1990; Uno et al. 1989). Darüber hinaus konnte eine beidseitige Hippocampus-Atrophie bei Patienten mit einem Cushing-Syndrom sowie eine Korrelation zwischen Ausmaß der Hippocampus-Atrophie und Ausprägung der Kortikosteroidhypersekretion nachgewiesen werden (Starkman et al. 1992). Tatsächlich fand man mit Hilfe der Kernspintomographie signifikant erniedrigte Hippocampus-Volumina (12% auf der rechten Seite, 15% auf der linken) bei Patienten mit einer Depression („major depression") in der Vorgeschichte und normalem Glukokortikoid-Plasmaspiegel bei der Untersuchung im Vergleich zu einer Kontrollgruppe. Darüber hinaus korrelierte das Ausmaß der Hippocampus-Atrophie signifikant mit der Dauer der Depression, es zeigte sich jedoch kein Unterschied hinsichtlich des Gesamthirnvolumens im Vergleich beider Gruppen (Sheline et al. 1996). Hippocampus-Atrophien konnten außerdem bei Menschen mit einem posttraumatischen Stresssyndrom (posttraumatic stress disorder, PTSD) nachgewiesen werden (Bremner et al. 1995, 1997).

Noch interessanter erscheinen Befunde, die neuerdings mit Hilfe der PET-, fMRT- und SPECT-Methodik erhoben wurden. Patienten mit einer unipolaren Depression wiesen z.B. eine Aktivitätsminderung im linken lateralen präfrontalen Cortex auf (Baxter et al. 1985, 1989; Bench et al. 1992; Dolan et al. 1993; Hurwitz et al. 1990; Martinot et al. 1990). Ähnliche Veränderungen des linken frontalen Cortex konnten bei sekundären Depressionen auch im Rahmen anderer ZNS-Erkrankungen wie Epilepsie, AIDS, Chorea Huntington und beim M. Parkinson nachgewiesen werden (Dolan et al. 1993; Weinberger et al. 1986, 1988).

Eine neuere fMRT-Studie aus dem Jahre 2003 unterstützt die genannten Befunde. Auch in dieser Untersuchung fielen bei Patienten mit affektiven Dysfunktionen Veränderungen im präfrontalen Cortex auf. Patienten mit depressiver Symptomatik zeigten eine Signalverstärkung im linken ventrocaudalen präfrontalen Cortex (Blumberg et al. 2003). Ähnliche Ergebnisse erzielte eine PET-Studie von Drevets & Raichle (1995). Bei depressiven Patienten konnten Hyperperfusionen im linken ventro-lateralen präfrontalen Cortex und in Teilen des linken medialen und rostralen präfrontalen Cortex gefunden werden (Drevets & Raichle 1995). Innerhalb der Patienten mit manischer Symptomatik, konnte im fMRT eine Signalreduktion in den Bereichen des rechten caudo-ventralen präfrontalen Cortex verifiziert werden (Blumberg et al 2003). Die PET-Untersuchungen manischer Patienten ergab eine Hypoperfusion im Bereich des Nucleus caudatus und innerhalb der posterioren Abschnitten des präfrontalen Cortex (Drevets & Raichle 1995).

Auch wenn diese Ergebnisse zum Teil konträr zu den Ergebnissen andere Studien sind (Baxter et al. 1985, 1989; Drevets et al.1997), ist doch zu erkennen, daß die spezifischen Unterschiede bei affektiven Dysfunktionen innerhalb gleicher Hirnareale festgestellt wurden und bei Kontrollgruppen im Gegensatz hierzu nicht auftraten.

Andere interessante Ergebnisse lieferten kernspintomographische Untersuchungen der Hippokampi schizophrener Patienten. Die Hippokampusvolumina Schizophrener waren im Vergleich zu Patienten mit affektiver Dysfunktion und einer gesunden Kontrollgruppe signifikant verkleinert (Altshuler et al. 2000). Diese Ergebnisse konnten bereits zuvor in postmortalen Studien und einigen MRT/CT-Untersuchungen (Arnold et al. 1991; Bogerts et al. 1984, 1985; Brown et al. 1986; Falkai and Bogerts 1986; Jacob and Beckmann 1986; Jeste and Lohr 1989; Kovelmann and Scheibel 1984) erhoben werden und bestätigen sich durch diese MRT-Ergebnisse eindrucksvoll. Die Tabelle 1 stellt die unterschiedlichen Befunde gegenüber. Diese strukturellen Unterschiede der Hippokampi könnten mitverantwortlich sein für die charakteristischen Gedächtnis- und Verarbeitungsfunktionsstörungen an einer Schizophrenie Erkrankter. Hierbei dominieren insbesondere eine Verminderung der Aufmerksamkeit sowie Defizite im Bereich des Arbeitgedächtnisses und des abstrakten Denkens (Buchanan et al. 1993; Gilbertson and van Kammen 1997; Goldberg et al. 1994; Gur et al. 1998; Karaken et al. 1995; Nauta 1971; Pribram 1986; Saykin et al. 1991,1994; Shenton et al. 1992; Weinberger et al. 1992).

Tabelle 1: Zusammenstellung der Hirnvolumina (mm^3) sowie deren signifikanten Unterschiede zwischen den einzelnen Patienten-Gruppen (Mittelwerte) nach Altshuler et al. (2000). B (Bipolar) = Bipolare Störung, S (Schizophr.) = Schizophrenie, C (Controls) = Kontroll-Probanden

	Bipolar (N=24)	Schizophr. (N=20)	Controls (N=18)	Diagnosis main effect (F)	Comparison (p–values)		
					B–S	B–C	S–C
Amygdala	3826	3213	3375	5.29 (p=.008)	0.0003	0.022	0.52
Hippocampus	4577	3813	4320	4.93 (p=.01)	0.004	0.59	0.02
Parahippocampus	2902	2626	2949	1.68 (p=.20)	0.39	0.31	0.07
Temporal lobe	146425	133905	139523	4.0 (p=.02)	0.007	0.32	0.12

Von besonderem Interesse war auch die neuronale Aktivität des Nucleus caudatus und des Putamen, da sich auch hier in kernspintomographischen Untersuchungen morphologische Auffälligkeiten zeigten. Eine erhöhte Vulnerabilität für affektive Dysfunktionen könnte aus einer Unterbrechung von Verbindungen dieser Areale, z.B. zwischen den Basalganglien und dem limbischen System mit präfrontalem Cortex zurückzuführen sein (Alexander et al. 1986; Krishnan 1991). In diesem Zusammenhang gab es spezifische Untersuchungen der Amygdala. Durch externe elektrische (Halgren 1981) und chemische (Ketter et al. 1996, Servan-Schreiber et al 1998) Stimulation der Amygdala konnten beim Menschen intensivierte Gefühle von Angst und Furcht ausgelöst werden. In einigen Fällen wurde auch das Gefühl von Freude beobachtet. Die Amygdala stehen – wie bereits dargestellt – einerseits in engem Kontakt zum präfrontalen Cortex und andererseits zu Strukturen, die dem limbischen System assoziiert sind, und beeinflussen hierdurch wiederum die Motilität, die Aufmerksamkeit und Gedächtnisfunktionen beim Menschen (Altshuler et al. 2000, Gloor et al 1982, LeDoux 1993, Morris et al 1996, Rolls 1992).

Um die Funktion der Amygdala noch genauer verstehen zu können, wurden diese bei Primaten reseziert. Nach der Operation zeigten die Tiere eine ausgeprägte Gefühlsverarmung mit sozialem Rückzug, Desinteresse und deutlichen Schwierigkeiten beim aktiven Lernen neuer Prozesse (Kling et al. 1993; Weiskrantz 1956). In ihren Hirnarealen konnte neurochemisch ein reduzierter Dopaminmetabolismus, eine reduzierte 5-Hydroxyindolessigsäure sowie ein Anstieg des Noradrenalins gefunden werden (Kling et al. 1993). Stimulation und Inhibition der Amygdala scheinen spezifische Verhaltensauffälligkeiten zu induzieren, die sich insbesondere bei depressiv und manisch erkrankten Patienten widerspiegeln (Altshuler et al. 2000).

Funktionelle MRT-Untersuchungen affektiv Erkrankter zeigten im Vergleich zu gesunden und schizophrenen Probanden eine signifikante Volumenzunahme der Amygdala (Altshuler et al. 2000, Strakowski et al 1999). Die Ätiologie dieser strukturellen Vergrößerung ist bis zum heutigen Zeitpunkt weiterhin unklar. Es ist jedoch möglich, daß rezidivierende manische Episoden einen stimulierenden Effekt auf das Wachstum der Amygdala ausüben und diese daraufhin hypertrophieren (Altshuler et al. 2000).

Zum aktuellen Forschungsgegenstand gehören auch Untersuchungen hinsichtlich der Frage, inwiefern funktionelle Auffälligkeiten mit depressionstypischen grundlegenden Veränderungen einhergehen oder vielmehr mit einer vorübergehenden Zustandsveränderung korrelieren („trait" versus „state"). PET-Untersuchungen unterstützen die Unterscheidung zwischen neuronalen Korrelaten von trauriger Stimmung bei gesunden Kontrollen im Gegensatz zur Pathophysiologie depressiver Stimmungen. Während ein gemeinsamer Ort veränderter synaptischer Aktivität bei depressiver Stimmung Gesunder und depressiv Erkrankter z.B. in den linken Amygdala nachgewiesen wurden, zeigte sich ein deutlicher Unterschied hinsichtlich der Frontalhirnfunktionen. Drevets et al. (1997) lokalisierten eine erniedrigte Aktivität im linken präfrontalen Cortex ventral des Genu corpus callosi in familiär bedingten bipolaren und unipolar depressiven Patienten. Teilweise erklärte sich diese reduzierte Aktivität durch eine Volumenminderung des gleichen Gebietes (in der Kernspintomographie). Darüber hinaus konnte anhand von PET- und SPECT-Studien eine Korrelation zwischen der Ausprägung depressiver Symptome und der Minderung der linksfrontalen kortikalen Aktivität gezeigt werden. Außerdem scheint das klinische Ansprechen auf eine antidepressive Therapie mit einem erhöhten Blutfluß und einem erhöhten Metabolismus in den Basalganglien, dem Gyrus cinguli oder dem präfrontalen Cortex assoziiert zu sein (Baxter et al. 1985, 1989; Bench et al. 1995; Drevets et al. 1992; Goodwin et al. 1993; Hurwitz et al. 1990; Kumar et al. 1991; Martinot et al. 1990; Reischies et al. 1989). Darüber hinaus war eine Hyperaktivität in der Cingulumregion des frontalen Cortex vor einer Schlafentzugsbehandlung mit einer klinischen Besserung depressiver Symptome nach der Schlafentzugsbehandlung assoziiert, wohingegen Non-Responder eine normale Gyrus cinguli Aktivität vor und nach der Schlafentzugsbehandlung aufwiesen (Wu et al. 1992).

Neue SPECT-Studien aus dem Jahre 2003 unterstützen diese Untersuchungen. Innerhalb der limbischen (insbesondere im anterioren Cingulum) und paralimbischen (z.B. linker Temporallappen) Regionen des präfrontalen Cortex wurden bei Patienten mit depressiver Symptomatik Hypoperfusionen nachgewiesen (Benabarre et al. 2003). Untersuchungen manisch erkrankter Patienten, zeigten dagegen eine links-rechts und dorso-ventrale Asymmetrie der Perfusion temporaler Strukturen (Migliorelli et al. 1993). Diese Ergebnisse unterstreichen die Hypothese, daß Dysfunktionen in limbisch-präfrontalen Gebieten in direktem Zusammenhang zu affektiven Dysfunktionen gesehen werden können (Derryberry et al. 1992; Cummings 1993; Powell et al. 1994).

Trotz der steigenden Zahl intensiver fMRT, PET- und SPECT-Studien mit teilweise unterschiedlichen Befunden muß zusammenfassend festgestellt werden, daß das exakte pathogenetische Konzept der bipolaren Störungen weiterhin morphologisch nicht eindeutig geklärt ist. Weiterführende bildgebende Untersuchungen auf diesem Gebiet sind notwendig um funktionelle Auffälligkeiten genauer verstehen und exakter zuordnen zu können.

Auch mit Hilfe der EKP-Methodik lassen sich in diesem Kontext interessante Befunde darstellen: Grundsätzlich versteht man unter ereigniskorrelierten Potentialen (EKPs) Spannungsschwankungen im Elektroenzephalogramm (EEG), die synchron zu sensorischen, motorischen und kognitiven neuronalen Prozessen auftreten. Die EKPs setzen sich in der Regel aus eine Reihe positiver und negativer Spannungsänderungen (Wellen oder Komponenten) zusammen, die in einem spezifischen zeitlichen Abstand zum auslösenden Stimulus auftreten und die die synchrone Aktivität multipler Neurone repräsentieren, die so angeordnet sind, daß sich ihre Entladungen zu (z.B. auf der Kopfhaut) ableitbaren Potentialen summieren.

Die wichtigsten Komponenten, in diesem Fall auditorisch evozierter Potentiale, sind in der Abb. 4 in Modifikation der Originaldarstellung von Hillyard & Kutas (1983) und Hillyard et al. (1995) abgebildet.

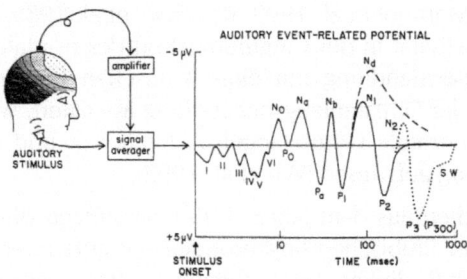

Abb. 4: Schematische Darstellung der Komponentenstruktur ereigniskorrelierter Hirnpotentiale bei akustischer Reizung (modifiziert nach Hillyard & Kutas 1983 sowie Hillyard et al. 1995). Die durchgezogene Linie stellt die sog. exogenen Komponenten dar, die hinsichtlich ihrer Charakteristik (Amplitude und Latenz) vorwiegend von physikalischen Reizparametern (z.B. Lautstärke, Tonhöhe) beeinflußt werden. Die gestrichelten Kurven stellen unterschiedliche sog. endogene Komponenten dar. Sie weisen in der Regel eine Latenz von mehr als 100ms auf und sind von spezifischen, psychologisch definierten Bedingungen abhängig, z.b. von der Aufgabenstellung oder der Verarbeitungsstrategie.

Die beschriebenen Komponenten repräsentieren einzelne Schritte in Verlauf der kognitiven Verarbeitung. Eine hierbei nicht berücksichtigte, aber für die weiteren Ausführungen relevante Komponente ist die sog. N400. Sie wird in Abhängigkeit von abstrakteren Attributen, wie z.b. der Bedeutung eines Stimulus, hervorgerufen. Die Komponente wurde erstmals von Kutas & Hillyard (1980) in ihrer klassischen Studie der Wortverarbeitung in einem Satz beschrieben. Die Probanden wurden aufgefordert, einen Satz mit Sieben Wörtern zu lesen, während jedes Wort in einem Abstand von einer Sekunde nacheinander präsentiert wurde. Bei manchen Sätzen war das letzte Wort semantisch abweichend aber syntaktisch korrekt (z.B. „HE SPREAD THE WARM BREAD WITH SOCKS"), während in anderen Sätzen das letzte Wort syntaktisch und semantisch korrekt, jedoch groß geschrieben war („SHE PUT ON HER HIGH HEELED *SHOES*"). Im Gegensatz zu Sätzen, bei denen das letzte Wort semantisch und von der Größe her passend war, riefen die semantisch abweichenden Wörter (im Kontext nicht erwarteten Wörter) eine negative Kurvenveränderung mit einer Latenz von etwa 400 ms (N400) auf, während physikalisch abweichende Wörter (groß geschriebene Wörter) mit einer klassischen P300 (mit einer Latenz von etwa 560 ms) verbunden waren (Abb. 5).

Aspekte der Affektregulation und (funktionellen) Bildgebung bei (Schizo-) affektiven Psychosen

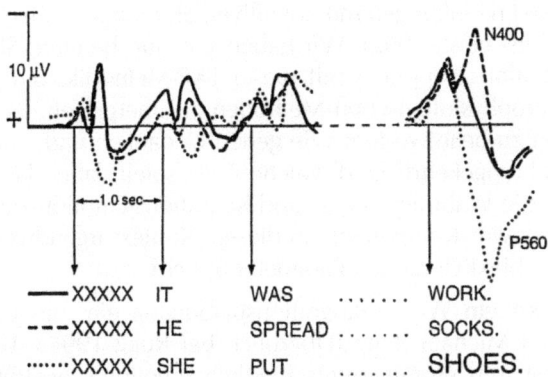

Abb. 5: *Ereigniskorrelierte Potentiale als Reaktionen auf die Präsentation einzelner Wörter eines Satzes, die sukzessive auf einem Bildschirm dargeboten wurden. Der Satz endete entweder mit einem typographisch oder semantisch passenden Wort, mit einem typographisch passenden, aber semantisch unpassenden Wort, oder mit einem typographisch unpassenden aber semantisch passenden Wort. Die semantische Abweichung löste eine N400-Komponente aus, die physikalische Abweichung hingegen eine P300-Komponente (P560). Diese Abbildung wurde modifiziert nach Kutas & Hillyard 1980.*

Weitere Untersuchungen hatten ergeben, daß die Amplitude dieser Komponente negativ korreliert war zur semantischen Verwandtschaft zwischen einem Wort und dem Satzkontext, und daß sie in semantischen Bahnungsexperimenten moduliert werden konnte. Darüber hinaus konnten große N400-Komponenten als Reaktion auf isolierte Wörter (Wörter „ohne jeglichen Kontext") beobachtet werden. So erschien es, als sei die N400 eine sogenannte „default"-Komponente, die durch Wörter hervorgerufen wurde, deren Bedeutung nicht in Bezug zu einem vorherigen Kontext stand oder dieser nicht vorauszusehen war. Priming, sei es kontextuell oder semantisch, führte zu einer Abschwächung der Komponente. Die Abhängigkeit der N400 von semantischen Faktoren ließ es zu einem wichtigen Untersuchungsinstrument für semantische Sprachverarbeitung sowohl in geschriebener als auch in gesprochener Sprache werden. Nichtsdestotrotz fand sich die N400 auch sensitiv gegenüber nicht-semantischen Faktoren, z.B. phonologischen oder orthographischen Faktoren (Rugg & Barrett 1987), oder konnte als Antwort auf nicht-verbale Stimuli, z.B. Bilder evoziert werden (Barrett & Rugg 1990).

Daß depressive Erkrankungen mit kognitiven Störungen einhergehen, ist gut bekannt (Robbins et al. 1992). Wir haben uns nun bemüht, Störungen der Emotions/Kognitions-Kopplung mit dieser EKP-Methodik, d.h. mit objektivierenden neurophysiologischen Methoden zu überprüfen. Es galt, die folgenden Fragen zu beantworten: Wie gehen Gedanken und Gefühle miteinander um, und umgekehrt? Und welche Rolle spielt dabei das Gedächtnis? Kann man für die Wahrnehmungs- und Kognitions-Emotions-Kopplung und die sog. „Top-down"-Komponente in diesem Kontext irgendwelche klinisch anwendbaren objektivierenden Parameter finden?

Hier setzten wir ein Wort-Rekognitionsparadigma ein, das durch die Arbeitsgruppe um Michael Rugg (Überblick bei Rugg 1995a, b) ausführlich beschrieben ist, um es mit unterschiedlich emotional gefärbten semantischen Gehalten zu ko-variieren. Bei diesem Wort-Rekognitionsparadigma werden auf einem Bildschirm Wörter präsentiert und aus der abgeleiteten hirnelektrischen Aktivität (EEG) ereigniskorrelierte Potenziale (EKPs) berechnet. Bei der Zweitpräsentation und Wiedererkennung eines Wortes („altes" Wort) mußte ein anderer Knopf gedrückt werden als bei „neuen" Wörtern (Erstpräsentation). Für die wiederholt präsentierten Wörter lassen sich in der Regel als Ausdruck eines Bahnungs-/Wiederholungseffektes größere Potenzialverschiebungen (höhere positive EKPs) ein sog. „alt/neu-Effekt" darstellen. Dieser resultiert im wesentlichen aus einer durch die Erstpräsentation eines Wortes induzierte Reduktion der N400 (positiver Potentialverlauf) und Erhöhung einer späten positiven P300, vergleichbar mit der P560 im Experiment von Kutas & Hillyard (1980). Die präsentierten Wörter waren in drei Gruppen gegliedert: mit negativem (z.B.:„sterben"), positivem (z.B.: küssen") oder neutralem (z.B.:„gehen") Emotionsgehalt, ohne daß diese Differenzierung den Probanden offensichtlich war. Die Aufgabe der Probanden/Depressiven war es, für jedes Wort zu entscheiden, ob es sich um eine Erst- oder Zweitpräsentation handelt.

Wie gehen depressive Patienten im Vergleich zu gesunden Kontrollprobanden mit diesem Emotions-Wort-Rekognitionsparadigma um?

ASPEKTE DER AFFEKTREGULATION UND (FUNKTIONELLEN) 163
BILDGEBUNG BEI (SCHIZO-) AFFEKTIVEN PSYCHOSEN

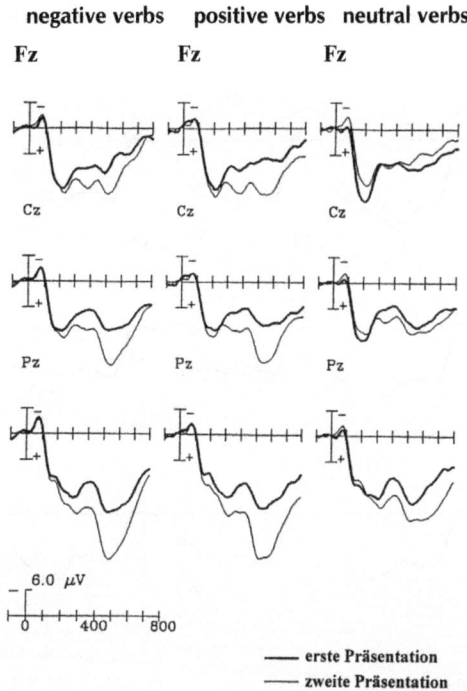

Abb. 6: Gesamtmitteldarstellung der EKPs der Kontroll-Probanden (n = 12) für Verben, die den unterschiedlichen Einfluß des emotionalen Gehaltes der Items (negativ, positiv, neutral) auf den alt/neu-Effekt (Unterschied zwischen erster und zweiter Präsentation) für die Mittellinienelektroden (Fz, Cz und Pz) darstellen.

Abb. 6 zeigt die EKPs für 3 Wortgruppen (negative-positive-neutrale Verben) von 11 gesunden Kontroll-Probanden, gemittelt für die Mittellinien-Elektrodenpositionen von frontal nach parietal. Insbesondere im Frontalbereich bewirken negativ und positiv getönte Verben einen stärkeren „alt/neu-Effekt" als neutrale Verben. Bei Depressiven (n = 9) ist dieser Effekt fast vollständig aufgehoben (Abb. 7).

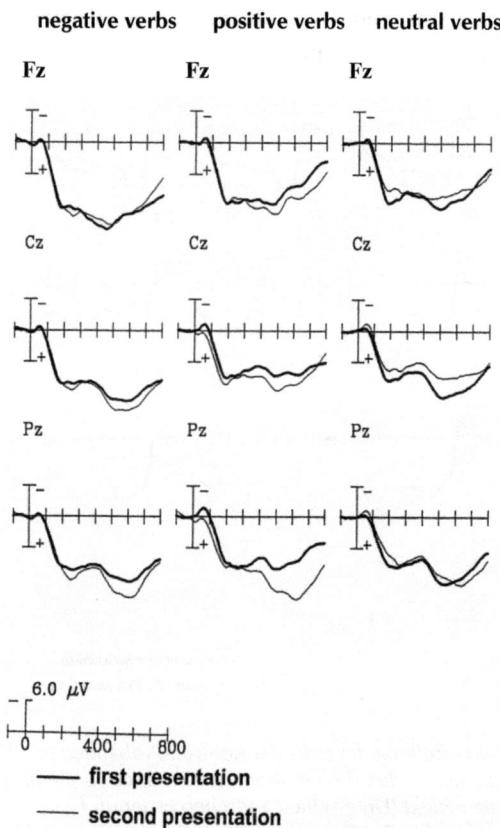

Abb. 7: Gesamtmitteldarstellung der EKPs der depressiven Patienten (n = 9) für Verben, die den unterschiedlichen Einfluß des emotionalen Gehaltes der Items (negativ, positiv, neutral) auf den alt/neu-Effekt für die Mittellinienelektroden (Fz, Cz und Pz) darstellen.

Dies kann man so verstehen, daß das kognitive hippocampale Gedächtnis-System inklusive frontaler cortikaler Strukturen durch das negative Emotions-Gedächtnis so stark beeinträchtigt, vorgebahnt, so sehr *vor*-aufgeladen ist mit negativen Kognitionen und Erinnerungen, daß quasi kein alt/neu-Effekt mehr auftreten kann. Dies wird u.a. belegt über die Daten der Erstpräsentation (Abb. 8).

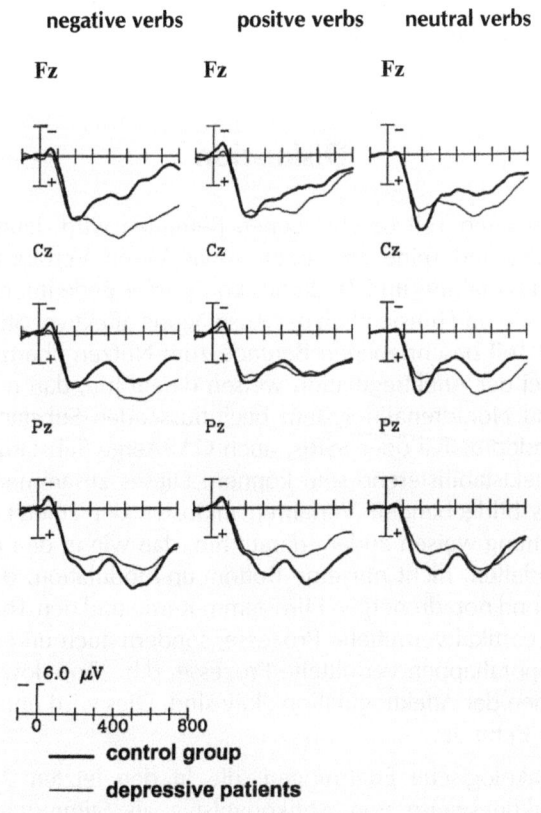

*Abb. 8: Gesamtmitteldarstellung der EKPs ausschließlich der **Erst**präsentationen der Verben für die Kontroll-Probanden (dicke Linie) im Vergleich zu den depressiven Patienten (dünne Linie) für die Mittellinienelektroden (Fz, Cz und Pz).*

Die ereigniskorrelierten Potenziale sind hier so ausgeprägt, als seien die negativen Verben schon vorher präsentiert worden. Dies paßt zu dem Theunissenschen (1992) Konzept des Erdrücktwerdens der Kognitionen der Depressiven durch die „Herrschaft der Zeit", d.h. durch das mit negativen Erinnerungen aufgeladene Gedächtnis. Diese negativen Erinnerungen beeinflußten offenbar die kognitive Verarbeitung der präsentierten Stimuli im Sinne einer kontextuellen Bahnung für insbesondere negative Wörter, was elektrophysiologisch mit einer massiven Reduktion der N400-Komponente einher ging. Eine differenzierte Darstellung der Ergebnisse findet sich bei Dietrich et al. 2000.

Diskussion

Aus den im zweiten Teil beschriebenen Befunden wird deutlich, daß der Temporallappen und seine Strukturen sowie deren Verbindungen insbesondere zum Frontalhirn und Thalamus von großer Bedeutung für die Steuerung der Affekte und hinsichtlich der Ausprägung affektiver Störungen sind. Die im ersten Teil beschriebenen Befunde zum Nutzen pharmakologischer Substanzen bei der Affektregulation weisen darauf hin, daß neben den das Serotonin- und Noradrenalin-System beeinflussenden Substanzen, z.B. trizyklische Antidepressiva oder SSRIs, auch GABAerge Substanzen wie Antikonvulsiva affektstabilisierend sein können. Dieses zusammen mit den Ergebnissen aus bildgebenden Verfahren inklusive der zuletzt dargestellten EKP-Untersuchung weisen zudem darauf hin, daß wie in den eingangs dargestellten Modellen, nicht nur eine Bottom-up-Modulation, d.h. durch die serotonergen und noradrenergen Hirnstamm-Kerne und den Thalamus divergierend nach cortikal vermittelte Prozesse, sondern auch und insbesondere über die Temporallappen vermittelte Prozesse, d.h. „Top-down"-Mechanismen im Rahmen der Affektregulation aktiv sind. Dies wird unterstützt durch die folgenden Befunde:

Psychopharmakologische Erfahrungen, die in den letzten 2 Jahrzehnten über die Wirkungsweise von Antikonvulsiva als Stimmungs-Stabilisierer („mood-stabilizer") in der psychiatrischen Pharmakotherapie gesammelt wurden (Emrich et al. 1993; Dose & Emrich 2000), haben gezeigt, daß insbesondere das Antikonvulsivum Carbamazepin, aber auch Natrium-Valproat sowohl als Akuttherapeutika bei Hypomanien und Manien als auch phasenprophylaktisch in einer mit der Wirkung von Lithium vergleichbaren Weise eingesetzt werden können, wobei eine besondere Indikation die Behandlung des manisch-depressiven „rapid-cycling" darstellt. Im Rahmen derartiger Behandlungen fiel auf, daß insbesondere psychoorganisch Kranke mit affektiven Störungen sich therapeutisch günstig durch Carbamazepin beeinflussen lassen. Aber auch eine „antipsychotische" und phasenprophylaktische Wirkung dieser Substanzen bei (schizo-)affektiven Störungen konnte nachgewiesen werden. Insbesondere Carbamazepins Einfluß auf die Amygdalafunktionen, die Robert Post eindrucksvoll mit seinen Versuchen zum Amygdala-Kindling nachweisen konnte (Post et al.1982), scheinen hier einen regulierenden Einfluß zu haben.

Auch die synergistische Wirkung der Kombination von Antidepressiva und Antikonvulsiva in der Behandlung depressiver Episoden affektiver Erkrankungen läßt sich vor dem Hintergrund dieser Modellvorstellungen erklären. Durch die Kombination der vorwiegend durch Antidepressiva beeinflußten Bottom-up-Modulation mit der vorwiegend durch Antikonvulsiva modulierten Top-down-Regulation scheint sich ein vorteilhafter Effekt dieser Kombination zu erklären (Dietrich & Emrich, 1998).

Strukturelle bildgebende Verfahren bestätigten die bereits durch post mortem Untersuchungen zu erwartenden Befunde: die Amygdala und angrenzende Temporallappenstrukturen (insbesondere linksseitig) wiesen bei Patienten mit längerfristigen Verläufen einer affektiven Erkrankung eine Volumenzunahme auf, die auf eine vermehrte neuronale Aktivität dieser Strukturen hinwiesen. Die funktionellen bildgebenden Verfahren bestätigten diesen Zusammenhang insofern, daß tatsächlich im Zusammenhang mit depressiven Episoden eine vermehrte Aktivität insbesondere der linken Amygdala nachgewiesen werden konnten (Drevets et al. 1995 u.a.). Diese und andere Untersuchungen verdeutlichten aber auch Aktivitätsveränderungen in insbesondere frontalen cortikalen Arealen und im Thalamusgebiet, die als Hinweis auf eine funktionelle Veränderung auch in diesen Gebieten gewertet werden können. Diese Befunde unterstützen die Hypothese, daß bei der Affektregulation sowohl Bottom-up- als auch Top-down-Regulationsmechanismen beteiligt sind.

Die im Folgenden dargestellten elektrophysiologischen Befunde weisen insbesondere auf eine Veränderung von Top-down-Mechanismen bei der Affektregulation hin:

Die massive Reduktion der N400-EKP-Komponente bei der Wortrekognition insbesondere negativer Items als Ausdruck der vorwiegend cortikal und frontal stattfindenden semantischen Integration präsentierter Stimuli wies bei depressiven Patienten auf eine hohe Erwartung negativer Stimuli hin

(Reduktion der N400 besonders bei der Präsentation negativer Stimuli). Vermittelt werden diese Prozesse durch eine Interaktion kortikaler Assoziationsareale und Temporallappenstrukturen, insbesondere dem Hippocampus, Amygdala und entorhinalem Cortex. Diese Prozesse sind in diesem Zusammenhang zudem Repräsentanten der Top-down-Modulation bei der Stimulusintegration, da sie ein Korrelat des Wirklichkeitsabgleiches zwischen einlaufenden Sinnesdaten und Erwartungen darstellen, wie der Versuch von Kutas & Hillyard (1980) so eindrucksvoll zeigte. Leider liegen keine Befunde zur Beeinflußbarkeit spezifisch dieser Prozesse durch antidepressive oder sogar antikonvulsive Medikation von, aber die klinische Besserung ist unabhängig von der Medikation verbunden mit einer Normalisierung der N400, d.h. der dieser Komponente zu Grunde liegenden Mechanismen.

Inwiefern diese Befunde den Befunden im Rahmen bildgebender Untersuchungen mit fMRT oder PET entsprechen, läßt sich nicht exakt darstellen. Andere Arbeitsgruppen wiesen aber auf eine gute Korrelierbarkeit elektrophysiologischer Daten zu Befunden zum Hirnmetabolismus hin (Heinze et al. 1994).

Welche Bedeutung haben die dargestellten Befunde nun für die Frage der Entstehung psychotischer Symptome im Rahmen affektiver und schizoaffektiver Erkrankungen? Interessant sind in diesem Zusammenhang die dargestellten Befunde der Arbeitsgruppe um Altshuler et al. (2000), die darstellen konnten, daß das Volumen des Temporallappens bei Patienten mit einer affektiven Störung (im Besonderen durch die Volumenzunahme der Amygdala und des entorhinalen Cortex) vergrößert, hingegen bei schizophrenen Patienten insbesondere der Hippocampus verkleinert ist. Geht man nun davon aus, daß psychotische Störungen aus einer Störung des Drei-Komponenten-Systems resultieren können, so scheint sich dies in den genannten neuroanatomischen Veränderungen des Temporallappens widerzuspiegeln. Zwar gibt es für die schizoaffektiven Störungen selbst keine ausreichenden Untersuchungen, aus den beschriebenen Daten lassen sich dennoch folgende Überlegungen ableiten: Neuere Klassifikationen gehen davon aus, daß die schizoaffektiven Störungen den affektiven Erkrankungen als Krankheitsidentität näher stehen (Erfurth & Arolt 2003). Unter diesen Bedingungen ist es wahrscheinlich, daß in Krankheitsphasen eine Hyperaktivität der Amygdalaneurone vorherrschen kann, die sich langfristig in einer Zunahme der Amygdalavolumina niederschlägt. Für das Drei-Komponenten-Modell ist dies u.a. als Ausdruck eines erhöhten affektiven Inputs bei der Generierung von Wirklichkeitshypothesen von Bedeutung. Solange Hippocampusfunktionen in diesem Zusammenhang nicht gestört sind, könnte eine Wirklichkeitszensur, d.h. Komparatorfunktion, noch adäquat möglich erscheinen. Im Falle einer gestörten Hippocampusfunktionen allerdings, sei es durch eine erhöhte Vulnerabilität (verringertes Hippocampusvolumen) oder chronische Stressoren (Cortisolüberflutung und hierdurch ggf. zusätzliche Hippocampus-Funktionsstörung und/oder -Degeneration) könnte es bei gleichzeitigem und übermäßigem emotionalen Input zu einer Funktionsstörung der Komparatorfunktion kommen: d.h. indem z.b. emotional getriggert zu viele Vorhersagen generiert werden und diese durch die einlaufenden Sinnesdaten (z.B. auch durch eine Überflutung mit einlaufenden Sinnesdaten) bei gleichzeitiger eingeschränkter Verarbeitungskapazität (vorwiegend verminderte Hippocampusfunktion) nicht mehr adequat abgeglichen werden können. Hieraus resultierte eine wirklichkeitsferne Wahrnehmung, d.h. psychotische Symptome. Die Tatsache, daß Antikonvulsiva in der Therapie schizoaffektiver Psychosen von großem Nutzen sind, ließe sich hierdurch gut erklären.

Zusammenfassen läßt sich, daß nach vielen Jahren anfänglich relativ einfacher Sichtweise zur Regulierung der Affekte sukzessive immer mehr Befunde über Neurotransmitter und andere Ebenen der Betrachtungsweise erhoben werden konnten, die die Komplexität der Affektsteuerung und das bisher noch unzureichende Verständnis diesbezüglich verdeutlichen. Versucht man nun, neuropsychologische mit neurobiologischen Befunden zu integrieren, so zeigt sich, daß sich neben vorwiegend die Wahrnehmung beeinflussenden Bottom-up-Regulationsmechanismen insbesondere über den Temporallappen vermittelte Top-down-Mechanismen eine wesentlich bedeutendere Rolle zuzukommen scheint, als bisher vermutet. Belege hierfür sind neben den psychopharmakologischen Wirkungen der Antikonvulsiva auch neuere Befunde, die mit Hilfe bildgebender und elektrophysiologischer Methoden erarbeitet werden konnten. Bei der Entstehung psychotischer Symptome scheint insbesondere gestörten Temporallappenfunktionen und hiermit in Zusammenhang stehende Störungen des Wirklichkeitsabgleiches einlaufender Sinnesdaten eine besondere Bedeutung zuzukommen.

Literatur

Aggleton JP (1993): The contribution of the amygdala to normal and abnormal emotional states. Trends in Neuroscience 16: 328–333

Alexander GE, Delong MR, Strich PL (1986): Parallel organization of functionally segregated circuits linking basal ganglia and cortex. Annual Review of Neurosciences 9: 357–381

Altshuler LL, Bartzokis G, Grieder T et al. (2000): An MRI Study of Temporal Lobe Structures in Men with Bipolar Disorder or Schizophrenia. Biol Psychiatry 48: 147–162

Amaral DG, Price JL, Pitkanen A, Carmichael ST (1992): Anatomical organization of the primate amygdaloid complex. In: Aggleton JP, ed. Wiley, New York, 1–66

Arnold SE, Hyman BT, van Hoesen GW, Damasio AR (1991): Some cytoarchitectural abnormalities of the entorhinal cortex in schizophrenia. Arch Gen Psychiatry 48: 625–632

Asberg M, Traskman L, Thoren P (1976): 5-HIAA in the cerebrospinal fluid: a biochemical suicide predictor? Archives of General Psychiatry 33: 1193–1197

Barrett SE, Rugg MD (1990): Event-related potentials and the phonological matching of pictures. Brain and Language 38 (3): 424–437

Baxter LR, Phelps MC, Mazziotta JC, Schwartz JM, Gerner RH, Selin CE, Sumida RM (1985): Cerebral metabolic rates for glucose in mood disorders studies with positron emission tomography (PET) and (F-18)-fluoro-2-deoxyglucose (FDG). Archives of General Psychiatry 42: 441–447

Baxter LR, Schwartz JM, Phelps ME, Mazziotta JC, Guze BH, Selin CE, Gerner RH, Sumida RM (1989): Reduction of prefrontal cortex glucose metabolism common to three types of depression. Archives of General Psychiatry 46 (3): 243–250

Benabarre A, Vieta E, Martín F et al. (2003): Functional Neuroimaging Abnormalities in Bipolar Disorders: SPECT and PET-FDG Studies. Clin Approaches in Bipolar Disorders 2: 57–66

Bench CJ, Friston KJ, Brown RG, Scott LC, Frackowiak RS, Dolan RJ (1992): The anatomy of melancholia: focal abnormalities of cerebral blood flow in major depression. Psychological Medicine 22 (3): 607–615

Benschop RJ, Jacobs R, Sommer B, Schürmeyer TH, Raab HR, Schmidt RE, Schedlowski M (1996): Modulation of the immunologic response to acute stress in humans by beta-blockade and benzodiazepines. FASEB Journal 10: 517–524

Blumberg HP, Leung H-C, Skudlarski P et al. (2003): A Functional Magnetic Resonance Imaging Study of Bipolar Disorder. Arch Gen Psychiatry 60: 601–609

Bode L, Zimmermann W, Ferszt R et al. (1995): Borna disease virus genome transcribed and expressed in psychiatric patients. Nature Med 1: 232–236

Bode L, Reckwald P, Severus WE et al. (2001): Borna disease virus-specific circulating immune complexes, antigenemia, and free antibodies – the key marker triplet determining infection and prevailing in severe mood disorders. Molecular Psychiatry 6: 481–491

Bogerts B, Falkai P, Haupts M et al. (1984): Postmortem volume measurements of limbic system and basal ganglia structures in chronic schizophrenics: Initial results from a new brain collection. Schizophr Res 3; 295–301

Bogerts B, Meerts E, Schonfeldt-Bausch R (1985): Basal ganglia and limbic system pathology in schizophrenia: A morphometric study of brain volume and shrinkage. Arch Gen Psychiatry 42: 784–791

Bremner JD, Randall P, Scott TM et al. (1995): MRI-based measurement of hippocampal volume in combat-related posttraumatic stress disorder. American J of Psychiatry 152 (7): 973–981

Bremner JD, Randall P, Vermetten E et al. (1997): MRI-based measurement of hippocampal volume in posttraumatic stress disorder related to childhood physical and sexual abuse: a preliminary report. Biol Psychiat 41 (1): 23–32

Brown R, Colter N, Corsellis JA et al. (1986): Postmortem evidence of structural brain changes in schizophrenia. Arch Gen Psychiatry 43: 36–42

Brown WA, Johnson R, Mayfield D (1979): 24 hour dexamethasone suppression test in a clinical setting: relationship to diagnosis, symptoms and responses to treatment. American Journal of Psychiatry 136: 543–547

Buchanan RW, Breier A, Kirpatrick B et al. (1993): Structural abnormalities in deficit and nondeficit schizophrenia. Am J Psychiatry 150: 59–65

Bunney WE Jr, Davis JM (1965): Norepinephrine in depressive reactions: a review. Archives of General Psychiatry 13: 483–494

Carroll BJ, Davies B (1970): Clinical associations of 11-hydroxy-corticosteroid suppression and non-suppression in severe depressive illness. Br Med J 3: 285–287

Coffey CG, Figiel GS, Djang WT, Weiner RD (1990): Subcortical hyperintensity on magnetic resonance imaging: a comparison of normal and depressed elderly subjects. American Journal of Psychiatry 147: 187–189

Coppen A (1968): Depressive states and indolealkylamines. In: Garattini S, Shore PA, eds. Advances in Pharmacology, Vol 6. New York, Academic Press, 283–291

Cummings JL (1993): The neuroanatomy of depression. J Clin Psychiatry 54 (Suppl): 14–20

Derryberry D. Tucker DM (1992): Neural mechanisms of emotion. J Consult Clin Psychol 60: 329–338

Desimone R, Miller EK, Chelazzi L, Lueschow A (1995): Multiple Memory Systems in the Visual Cortex. In: Gazzaniga M (Ed.) The cognitive Neurosciences. MIT Press, Cambridge, Massachusetts, pp 475–486

Dietrich D, Emrich HM (1998): The use of anticonvulsants to augment antidepressant medication. J Clin Psychiatry 59 (suppl 5): 51–59

Dietrich DE, Emrich HM, Waller C, Wieringa BM, Johannes S, Münte TF (2000): Emotion/cognition-coupling in word recognition memory of depressive patients: an event-related potential study. Psychiatry Research 96 (1): 15–29

Dolan RJ, Bench CJ, Liddle PF, Friston KJ, Frith CD, Grasby PM, Frackowiak RS (1993): Dorsolateral prefrontal cortex dysfunction in the major psychoses: symptom of disease specificity? Journal of Neurology, Neurosurgery and Psychiatry 56 (12): 1290–1294

Dose M, Emrich HM (2000): Antikonvulsiva in der Psychiatrie. Kohlhammer, Stuttgart

Drevets WC, Raichle ME (1995): Positron Emission Tomographic Imaging Studies of Human Emotional Disorders. In: Gazzaniga MS, eds. The Cognitive Neurosciences. Cambridge, MA: MIT Press: 1153–1164

Drevets WC, Videen TO, Price JL et al. (1992): A functional anatomical stusdy of unipolar depression. Journal of Neurosciences 12: 3628–3641

Drevets WC, Price JL, Simpson JR Jr, et al. (1997): Subgenual prefrontal cortex abnormalities in mood disorders. Nature 386 : 824–827

Emrich HM (1989): A three component-system-hypothesis of psychosis: impairment of binocular depth inversion as an indicator of a functional dysequilibrium. Brit. J. Psychiatry, 155 (Suppl. 5), 37–39

Emrich HM, Dose M, Wolf R (1993): The action of mood-stabilizers in affective disorders: an integrative view as a challenge. Neuropsychobiology 27, 158–162

Erfurth A, Arolt V (2003): Das Spektrum bipolarer Erkrankungen. Nervenarzt Jan;74(1):55–70; quiz 70–1.

Falkai P, Bogerts B (1986): Cell loss in the hippocampus of schizophrenics. Eur Arch Psychiatry Neurol Sci 236: 154–161

Figuel GS, Krishnan KRR, Doraiswamy PM et al. (1991): Subcortical hyperintensities on brain magnetic resonance imaging : a comparison between late age onset and early onset elderly depressed subjects. Neurobiology of Aging 12; 245–247

Gilbertson MW, van Kammen DP (1997): Recent and remote memory dissociation: Medication effects and hippocampal function in schizophrenia. Biol Psychiatry 42: 585–595

Gloor P, Olivier A, Quesney LF et al. (1982): The role of the limbic system in experiential phenomena of temporal lobe epilepsy. Ann Neurol 12: 129–144

Goldberg TE, Torrey EF, Berman KF et al. (1994): Relations between neuropsychological performance and brain morphological and psychological measures in monozygotic twins discordant for schizophrenia. Psychiatry Res 55: 51–61

Goodwin GM, Austin MP, Dougal N, Ross M, Murray C, O'Carroll RE, Moffoot A, Prentice N, Ebmeier KP (1993): State changes in brain activity shown by the uptake of 99m-Tc-exametazine with single photon emission tomography in major depression before and after treatment. Journal of Affective Disorders 29: 243–253

Gray JA, Rawlins JNP (1986): Comparator and buffer memory: An attempt to integrate two models of hippocampal function. In: Isaacson RL, Pribram KH, ed. The hippocampus, vol 4. New York: Plenum Press: 159–201

Gur RE, Cowell P, Turetsky BI et al. (1998): A follow-up magnetic resonance imaging study of schizophrenia: Relationship of neuroanatomical changes to clinical and neurobehavioral measures. Arch Gen Psychiatry 55: 145–152

Halgren E (1981): The amygdala contribution to emotion and memory: current studies in humans. In: Ben-Ari Y (ed.) The Amygdaloid Complex. Amsterdam, Elsevier, 395–408

Heinze HJ, Mangun GR, Burchert W, Hinrichs H, Scholz M, Münte TF, Gos A, Scherg M, Johannes S, Hundeshagen H, et al. (1994): Combined spatial and temporal imaging of brain activity during visual selective attention in humans. Nature 372(6506): 543–6.

Hemsley DR (1988): Psychological models of schizophrenia. In Miller E & Cooper PJ (eds) Adult abnormal psychology. Livingstone, Edinburgh, 101–112

Hillyard SA, Kutas M (1983): Electrophysiology of cognitive processing. Annual Review of Psychology 34: 33–61

Hillyard SA, Mangun GR, Woldorff MG, Luck SJ (1995): Neural System Mediating Selective Attention. In: Gazzaniga MS, ed. The Cognitive Neurosciences. Cambridge, MA: MIT Press, 665–682

Hurwitz TA, Clark C, Murphy E et al. (1990): Regional cerebral glucose metabolism in major depressive disorder. Canadian Journal of Psychiatry 35: 684–688

Irwin M, Brown M, Patterson T, Hauger R, Mascovich A, Grant I (1991): Neuropeptide Y and natural killer cell activity: findings in depression and Alzheimer caregiver stress. FASEB Journal 5: 3100–3107

Jacob H, Beckman H (1986): Prenatal developmental disturbances in the limbic allocortex in schizophrenics. J Neural Transm 65: 303–326

Jacobson L, Sapolsky R (1991): The role of the hippocampus in feedback regulation of the hypothalamic-pituitary-adrenocortical axis. Endocrine Reviews 12: 118–134

Janowski DS, El-Yousef MK, Davis JM, Sekerke HL (1972): A cholinergic adrenergic hypothesis of mania and depression. Lancet 2: 632–635

Jeste DV, Lohr JB (1989): Hippocampal pathologic findings in schizophrenia: A morphometric study. Arch Gen Psychiatry 46: 1019–1024

Joffe RT, Singer W, Levitt AJ, MacDonald C (1993): A placebo-controlled comparison of lithium and trijodthyronine augmentation of tricyclic antidepressants in unipolar refractory depression. Archives of General Psychiatry 50: 387–393

Jones BM, Mishkin M (1972): Limbic lesions and the problem of stimulus-reinforcement associations. Experimental Neurology 36: 362–377

Karaken DA, Gur RC, Mozley PD et al. (1995): Cognitive functioning and neuroanatomic volume measures in schizophrenia. Neuropsychology 9: 211–219

Kendler KS, Kessler RC, Neale MC, Neale MC, Heath AC, Eaves LJ (1993): The prediction of major depression in women: toward an integrated etiologic model. American Journal of Psychiatry 150: 1139–1148

Ketter TA, Andreason PJ, George MS et al. (1996): Anterior paralimbic mediation of procaine-induced emotional and psychosensory experiences. Arch Gen Psychiatry 53: 59–69

Kling AS, Tachiki K, Lloyd R (1993): Neurochemical correlates of the Kluver-Bucy syndrome by in vivo microdialysis in monkey. Behav Brain Res 56: 161–170

Klüver H, Bucy PC (1939): Preliminary analysis of functions of the temporal lobes in monkeys. Archives of Neurology and Psychiatry 42: 979–1000

Kovelman JA, Scheibel AB (1984): A neurohistological correlate of schizophrenia. Biol Psychiatry 19: 1601–1621

Kraepelin E (1889): Psychiatrie. Abel Verlag, Leipzig

Kraepelin E (1901): Einführung in die Psychiatrische Klinik. Joh. Ambrosius Barth-Verlag, Leipzig

Kraepelin E (1913): Psychiatrie. Ein Lehrbuch für Studierende und Ärzte. II. Bd. Klinische Psychiatrie. II. Teil. Barth, Leipzig

Krishnan KRR (1991): Organic bases of depression in the elderly. Ann Rev Med 42: 261–266

Kumar A, Mozley D, Dunham C (1991): Semi-quantitative I-123 IMP SPECT studies in late onset depression before and after treatment. International Journal of Geriatric Psychiatry 6: 775–777

Kutas M, Hillyard SA (1980): Reading senseless sentences: Brain potentials reflect semantic incongruity. Science 207: 203–205

Kutas M, Hillyard SA (1984): Word expectancy and event-related brain potentials during sentence processing. In: Kornblum S, Requin J, eds. Preparatory States and Processes. Erlbaum, Hillsdale, NJ, 171–193

Lapin IP, Oxenkrug GF (1969): Intensification of the central serotonergic processes as a possible determinant of the thymoleptic effect. Lancet 1: 132–136

LeDoux JE (1993): Emotional memory systems in the brain. Behav Brain Res 58: 69–79

LeDoux JE (1995): In Search of an Emotional System in the Brain: Leaping from Fear to Emotion and Consciousness. In: Gazzaniga MS, ed. The Cognitive Neurosciences. Cambridge, MA, MIT Press: 1049–1061

Leonard B (2000): Stress, Depression and the Activation of the Immune System. World Journal of Biological Psychiatry 1: 17–25

Lurija AR (1992): Das Gehirn in Aktion. Einführung in die Neuropsychologie. Rowohlt, Reinbeck bei Hamburg

Madden KS, Felten DL (1995): Experimental basis for neural-immune interactions. Physiological Reviews 75: 77–106

Maes M, Smith R, Scharpe S (1994): The monocyte-T-lymphocyte hypothesis of major depression. Psychoneuroendocrinology 20: 111–116

Magarinos A, McEwen BS, Flugge G, Fuchs E (1996): Chronic psychosocial stress causes apical dendritic atrophy of hippocampal CA3 pyramidal neurons in subordinate tree shrews. The Journal of Neurosciences 16: 3534–3540

Manji HK, Drevets WC, Charney DS (2001): The cellular neurobiology of depression. Nature Medicine 7; 541–547

Marneros A (Hrsg.) (2004): Das neue Handbuch der Bipolaren und Depressiven Erkrankungen. Thieme, Stuttgart

Martinot JL, Hardy P, Feline A, Huret JD, Mazoyer B, Attar-Levy D, Pappata S, Syrota A (1990): Left prefrontal glucose metabolism in the depressed state: a confirmation. American Journal of Psychiatry 147: 1313–1317

Mesulam MM, Mufson EJ (1982): Insula of the old world monkey: II. Efferent cortical output and comments on function. The Journal of Comparative Neurology 212: 38–52

Mishkin M, Aggleton J (1981): Multiple functional contributions of the amygdala in the monkey. In: Ben-Ari Y, ed. The Amygdaloid Complex. Elsevier, Amsterdam: 409–420

Morris JS, Frith CD, Perrett DI et al. (1996): A differential neural response in the human amygdala to fearful and happy facial expressions. Nature 31: 812–814

Mumford D (1991): On the computational architecture of the neocortex. Biological Cybern 65: 135–145

Musselman DL, DeBattista C, Nathan KI, Kilts CD, Schatzberg AF, Nemeroff CB (1998): Biology of Mood Disorders. In: Schatzberg AF, Nemeroff CB, eds. Textbook of Psychopharmacology. American Psychiatry Press, Washington: 549–588

Nauta WJH (1971): The problem of the frontal lobe: a reinterpretation. J Psychiatr Res 8: 167–187

Post RM, Uhde TW, Putnam FW, Ballenger JC, Berrettini WH (1982): Kindling and carbamazepine in affective illness. J Nerv Ment Dis 170, 717–731.

Powell KB, Miklowitz DJ (1994): Frontal lobe dysfunctions in the affective disorders. Clin Psychol Rev 14: 525–546

Prange AJ, Wilson IC, Lara PP, Alltop LB, Breese GR (1972): Effects of thyreotropin-releasing hormone in depression. Lancet 2: 999–1002

Prange AJ, Wilson IC, Rabon AM, Lipton MA (1969): Enhancement of imipramine antidepressant activity by thyroid hormone. A J of Psychiatry 126: 457–469

Pribam KH (1986): The hippocampal system and recombinant processing. In: Isaacson RL & Pribam KH (eds) The hippocampus, vol 3. Plenum Press, New York: 329–370

Reischies FM, Hedde JP, Drochner R (1989): Clinical correlates of cerebral blood flow on depression. Psychiatry Research 29: 323–326

Robbins TW, Joyce EM, Sahakian BJ (1992): Neuropsychology and imaging. In: Paykel ES, ed. Handbook of Affective Disorders. The Guilford Press, New York: 289–309

Rolls ET (1990): A theory of emotion, and its application to understanding the neural basis of emotion. In: Gray JA, ed. Psychobiological aspects of relationships between emotion and cognition (Special issue of Cognition and Emotion). Erlbaum, Hillsdale, NJ: 161–190

Rolls ET (1992): Neurophysiology and functions of the primate amygdala. In: Aggleton JP, ed. The amygdala: Neurobiological aspects of emotion, memory, and mental dysfunction. Wiley, New York: 143–165

Rolls ET (1995): A Theory of Emotion and Consciousness, and its Application to Understanding the Neural Basis of Emotion. In: Gazzaniga MS, ed. The Cognitive Neurosciences. MIT Press, Cambridge, MA: 1091–1106

Rott R, Herzog S, Fleischer B, Winokur A, Amsterdam J, Dyson W, Koprowski H (1985): Detection of serum antibodies to Borna Disease virus in patients with psychiatric disorders. Science 228: 755–756

Rugg MD (1995a): Event-Related Potential Studies of Human Memory. In: Gazzaniga MS, ed. The Cognitive Neurosciences. Cambridge, MA: MIT Press: 789–801

Rugg MD (1995b): ERP studies of memory. In: Rugg, MD., Coles MGH, eds. Electrophysiology of mind, event-related brain potentials and cognition, Oxford Psychology Series, No. 25; Oxford: Oxford University Press: 130–170

Rugg MD, Barrett SE (1987): Event-related potentials and the interaction between orthographic and phonological information in a rhyme-judge task. Brain Lang 32: 336–361

Sanghera MK, Rolls ET, Roper-Hall A (1979): Visual responses of neurons in the dorsolateral amygdala of the alert monkey. Experimental Neurology 63: 610–626

Sapolsky RM (1994): Glucocorticoids, stress and exacerbation of exitotoxic neuron death. Seminars in Neurosciences 6: 323–331

Sapolsky RM (1996): Why stress is bad for your brain. Science 273: 749–750

Sapolsky RM, Uno H, Rebert CS, Finch CE (1990): Hippocampal damage associated with prolonged stress exposure in primates. The Journal of Neuroscience 9: 2897–2902

Saykin AJ, Gur RC, Gur RE et al. (1991): Neuropsychological function in schizophrenia: Selective impairment in memory and learning. Arch Gen Psychiatry 48: 618–624

Saykin AJ, Shtasel DL, Gur RE et al. (1994): Neuropsychological deficits in neuroleptic-naïve, first episode schizophrenic patients. Arch Gen Psychiatry 51: 124–131

Schedlowski M, Hosch W, Oberbeck R, Benschop RJ, Jacobs R, Raab HR, Schmidt RE (1996): Catecholamines modulate human NK cell circulation and function via spleen-independent ß2-adrenergic mechanismus. Journal of Immunology 156: 93–99

Schildkraut JJ (1965): The catecholamine hypothesis of affective disorders: a review of supporting evidence. American Journal of Psychiatry 122: 509–522

Servan-Schreiber D, Perlstein WM, Cohen JD et al. (1998): Selective pharmacological activation of limbic structures in human volunteers: A positron emission tomography study. J Neuropsychiatry Clin Neurosci 10: 148–159

Sheline YI, Wang PW, Gado MH, Gado MH, Csernansky JG, Vannier MW (1996): Hippocampal atrophy in recurrent major depression. USA: Proceedings of the National Academy of Sciences. 93: 3908–3913

Shenton ME, Kikinis R, Jolesz FA et al. (1992): Abnormalities of the left temporal lobe and thought disorder in schizophrenia: A quantitative magnetic resonance imaging study. N Engl J Med 327: 604–612

Starkman MN, Gebarski SS, Berent S, Schteingart DE (1992): Hippocampal formation volume, memory dysfunction, and cortisol levels of inpatients with Cushing´s syndrome. Biological Psychiatry 32: 756–765

Strakowski SM, DelBello MP, Sax KW et al. (1999): Brain Magnetic Resonance Imaging of Structural Abnormalities in Bipolar Disorder. Arch Gen Psychiatry 56: 254–260

Theunissen M (1992): Negative Theologie der Zeit. Suhrkamp, Frankfurt a.M.

Uno H, Tarara E, Else JG, Suleman MA, Sapolsky RM (1989): Hippocampal damage associated with prolonged and fatal stress in primates. The Journal of Neuroscience 9 (5): 1705–1711

Valk J, van der Knaap MS (1989): Magnetic Resonance of Myelin, Myelination, and Myelin Disorders. Berlin: Springer

Weinberger DR, Berman KF, Illowsky BP (1988): Physiologic dysfunction of dorsolateral prefrontal cortex in schizophrenia. III: a new cohort and evidence for a monoaminergic mechanism. Archives of General Psychiatry 45: 609–615

Weinberger DR, Berman KF, Zec RF (1986): Physiologic dysfunction of dorsolateral prefrontal cortex in schizophrenia. I: regional blood flow evidence. Archives of General Psychiatry 43: 114–124

Weinberger DR, Berman KF, Suddatz R et al. (1992): Evidence of dysfunction of a prefrontal-limbic network in schizophrenia: A magnetic resonance imaging and regional cerebral blood flow study of discordant monozygotic twins. Am J Psychiatry 149: 890–897

Weiskrantz L (1956): Behavioral changes associated with ablation of the amygdaloid complex in monkeys. The Journal of Comparative and Physiological Psychology 49: 381–391

Wilson FAW, Rolls ET (1990a): Neuronal responses related to reinforcement in the primate basal forebrain. Brain Research 502: 213–231

Wilson FAW, Rolls ET (1990b): Neuronal responses related to the novelty and familiarity of visual stimuli in the substantia innominata, diagonal band of Broca and periventricular region of the primate. Experimental Brain Research 80: 104–120

Wu JC, Gillin JC, Buchsbaum MS et al. (1992): Effect of sleep deprivation on brain metabolism of depressed patients. American Journal of Psychiatry 149: 538–543

MICHAEL GRUBE, DIETMAR SEEHUBER

Psychodynamische Aspekte schizoaffektiver Psychosen an Fallbeispielen – ein Workshopbericht

Während des 10. Frankfurter Psychiatriesymposions wurden Workshops angeboten, die neben den nomotetisch orientierten Vorträgen die Gelegenheit zu idiographischem Arbeiten gaben. Die Beteiligung war gut, ca. 30 Personen nahmen an dem Workshop teil, der psychodynamische Aspekte schizoaffektiver Psychosen in den Mittelpunkt stellte.

1. Fall: Eine Kollegin berichtete zu Beginn von einer etwa 40-jährigen Frau, die schwere schizomanische und schizodepressive Episoden erlebt habe. Von besonderer Bedeutung sei, daß die Patientin in schizomanischen Episoden die Trennung von ihrem Ehemann anstrebe. In schizodepressiven Episoden sei sie jedoch auf seine Hilfe angewiesen. Es habe sich eine gewisse Periodizität eingestellt; oft um die Weihnachtszeit dekompensiere sie. Meistens gleite sie in eine schizomanische Episode hinein. Begonnen habe die Problematik mehr als zehn Jahre vorher, nach dem Suizid eines damals 18-jährigen Sohnes aus einer anderen Beziehung. Kompliziert werde die Situation dadurch, daß während eines zurückliegenden Klinikaufenthaltes der Ehemann als gesetzlicher Betreuer bestellt worden sei. Diese Situation führte zu einigen gleichlautenden Äußerungen verschiedener Workshopteilnehmer: Man müsse das Gericht überzeugen, einen neutralen gesetzlichen Betreuer zu wählen; der Ehemann wäre ungeeignet, da die Ehefrau dann noch mehr gegen ihn opponieren müsse. Dieser Standpunkt wurde überwiegend von weiblichen Workshopteilnehmern vertreten. Ein männlicher Workshopteilnehmer wies darauf hin, daß die Patientin die Struktur des Ehemannes, der im kaufmännischen Bereich berufstätig sei, auch brauche. Sie habe die Organisation ihres Lebens insbesondere in depressiven Phasen, an ihn delegiert. Dazu passe, so die Therapeutin, auch die Bemerkung des Ehemanns, er habe seine Frau „aus der Gosse geholt". Allerdings sei die Patientin in den wenigen Monaten, in denen sie gesund sei, stark, lebendig, temperamentvoll und durchsetzungsfähig; ganz im Gegensatz zum Ehemann, den sie dann als „spießig und langweilig" beschreibe.

Ein anderer Gruppenteilnehmer fragte, ob in der schizomanischen Dekompensation die Opposition gegen den Ehemann diesen als reale Person meine oder ob es möglicherweise um die Projektion negativer Gefühle gegen dominante, maskuline Väterlichkeit gehe, die ggf. auf ein so strukturiertes Introjekt zurückzuführen sei. Es wurde deutlich, daß bei der Patientin sowohl eine dominante väterliche Repräsentanz zu vermuten ist, da sie in einem schwer gestörten Alkoholikerhaushalt groß geworden sei, aber daß es auch reale Eheprobleme gäbe. Ein wichtiger weiterer Aspekt war die Bemerkung einer Workshopteilnehmerin, die zum Ausdruck brachte, daß es erforderlich sei, die Patientin selbst zu befragen, welchen gesetzlichen Betreuer sie haben wolle. Es entstand die Frage, ob es euthyme gut remittierte Zeiträume gäbe, in denen diese Frage nachgeholt werden könne. Es wurde deutlich, daß diese Frage durchaus mit der Patientin gemeinsam erörtert werden könne, da diese für ca. drei Monate pro Jahr in einer euthymen gut rekompensierten Verfassung sei. Es war darüber hinaus eine Entlastung bei der Kollegin, die den Fall vorstellte, spürbar, da deutlich wurde, wie sehr die Patientin ihre Umwelt – in diesem Fall die Gruppenteilnehmer des Workshops – dazu verführte, über sie zu entscheiden, statt mit ihr den Wunsch nach einer geeigneten Betreuungsperson zu klären. In der Analyse der Gegenübertragung wurde von den Teilnehmern der Versuch der Patientin, expansiv einzunehmen, Rückhalt und Versorgung zu erzwingen sowie ein Hilfs-Ich mütterlicher Prägung ganz für sich zu besitzen, wahrgenommen. Darüber hinaus wurde noch einmal deutlich, wie fragil das Gleichgewicht in der ehelichen Beziehung war und wie stark die Patientin Nähe und Distanz in Beziehungen mit psychotischen – hier bipolaren Mustern „regulierte". Depression schien den Beziehungsmodus Unterordnung, Nähe, Versorgung, Abhängigkeit zu symbolisieren, während Manie Distanz, Rebellion, Auflehnung und Abgrenzung bedeutete. Hinsichtlich der möglicherweise auslösenden Situation stellte ein Gruppenteilnehmer die Frage, ob die Patientin jemals den Suizid ihres 18-jährigen Sohnes betrauert hätte. Es wurde deutlich, daß dieser Themenbereich in der Therapie bisher ausgespart worden war. Die erforderliche Trauerarbeit war bisher noch nicht zustande gekommen. Möglicherweise kann in dem schizomanischen affektdominanten Verlauf der schizoaffektiven Psychose auch eine Form des sich nicht mit diesem schwerwiegenden Verlust Auseinandersetzen-Könnens gesehen werden. Hier wurde die Fallberichterstatterin von den Workshopteilnehmern ermuntert, einen Bearbeitungsversuch vorsichtig zu beginnen, da an einer anderen Stelle deutlich wurde, wie viel Vertrauen die Patientin zu der berichtenden Kollegin hat, sich oft vertrauensvoll an sie wendet und in der

Kollegin eine Art Hilfs-Ich erlebt, was als Stütze aktiv von der Patientin gesucht wird. Trotz der schweren Verlaufsdynamik schien den Teilnehmern erkennbar, daß innerhalb der therapeutischen Beziehung ein Gewinn an Autonomie und Selbstwahrnehmung zumindest in Ansätzen vorhanden ist. Darüber hinaus wurde die Kollegin von den Gruppenteilnehmern unterstützt, im Rahmen der Rezidivprophylaxe auch Kombinationen von verschiedenen mood-stabilizern untereinander zusammen mit Neuroleptika oder Antidepressiva einzusetzen, da es sich um einen besonders schwerwiegenden schizoaffektiven Verlauf handelt und in diesem Fall eine ausgeprägte genetisch-dispositionelle Neigung zu suizidalen Handlungen besteht.

2. Fall: Im Alter von 22 Jahren erlebt die Biologiestudentin eine erste schizophrene Episode, sie habe sich von einem Nachbarn verfolgt und sexuell belästigt gefühlt. Ein tätlicher Angriff auf diesen erfolgte im Treppenhaus, weil sie glaubte „er wolle sie aus dem Weg räumen" durch Gaseinleitung in ihre Wohnung. Damals erster stationärer Aufenthalt mit Gedankenabreißen, Störung der Hierarchisierung der Denkvorgänge, akustische Halluzinationen: Sie hörte Männerstimmen, die sie beschimpften (Schlampe, Hure, etc.) und auch sagten, sie werde umgebracht. Unter neuroleptischer Therapie kam es zu einer schnellen Remission. Die Patientin gibt als Auslöser an: Verliebtheit in einen Laborleiter während eines Praktikums. Sie beschreibt die Beziehung zu den Eltern als ambivalent: Der Vater sei leistungsorientiert, erfolgreicher Versicherungsmanager, dominant, habe ständig Streit mit der Mutter. Die Mutter unterstütze sie zu intensiv, sie fühle sich von ihr abhängig, habe sich nicht lösen können. Als Einzelkind sei sie „überverwöhnt" worden. Gute Remission unter Neuroleptika, milde postremissive Erschöpfung und Weiterführen des Studiums.

Ein Jahr später (23. Lebensjahr) erkrankte sie erneut; diesmal jedoch manisch mit gehobenem Antrieb und guter Stimmung: Sie erlebt sich als besonders begabt, sehr kreativ und von renommierten Biologieinstituten umworben; bis auf beschleunigtes Denken keine formalen Denkstörungen, keine Halluzinationen, geringgradige Gereiztheit. Unter neuroleptischer Therapie klingt die Phase langsam ab, es erfolgt eine Einstellung auf Lithium und Carbamazepin. Als Auslöser für die Manie gibt sie an: Sie habe einen früheren Freund in Basel besuchen wollen, sie sei sich seiner Liebe sicher gewesen und habe ein Rendezvous ausmachen wollen. Bei ihrem Zusammentreffen habe er ihr deutlich gemacht, daß er sie nicht liebe; er sei mit einer anderen Frau zusammen, die ein Kind von ihm erwarte. Sofort sei sie gekränkt gewesen und habe sich in ihrem Eindruck bestärkt gesehen, daß Männer enttäuschend seien: Der dominante streitsüchtige Vater, ihr „untreuer" Freund, der unerreichbare Laborleiter. Danach habe sie „ihre Bedeutung in der Wissenschaft" erkannt.

Nach ca. einem Vierteljahr stellt sich eine depressive Symptomatik ein mit Gefühl der inneren Leere, Nihilismus, Morgentief, Appetitstörungen. In der sich anbahnenden Depression habe sie besonders bereut, daß sie keine Kreativität mehr habe. Trotz Behandlung hält der depressive Zustand lange an, sie gibt ihr Studium auf und zieht sich zurück. Sie nimmt regelmäßig an der Psychosegesprächsgruppe teil und zeigt ausgeprägte Tendenzen, mit ihrer negativen Einstellung alle konstruktiven Ansätze zu „nichten".

Ca. zwei Jahre später (26. Lebensjahr) zeigt sich folgendes psychopathologisches Bild: Denkzerfahrenheit, paranoides Erleben, auch die Befürchtung, der Nachbar könne sie schädigen. Angabe von Akoasmen und vereinzelte akustische Halluzinationen bedrohlichen Inhaltes. Einmalig zeigte sich ein ausgeprägter Wahneinfall: Sie vermutete, Mutter und Vater könnten sie umbringen. Daraufhin erfolgte ein „Fluchtversuch" aus Frankfurt, der am Flughafen endete und in einer polizeilichen Rückholaktion mündete. Trotz Neuroleptikagabe 10 Tage nach der erneuten Aufnahme Berichte über intensive Liebesphantasien an den Laborleiter mit dem sie sich eine „Kleinfamilie" imaginiert und zunehmende Entwicklung einer manischen Betriebsamkeit die trotz Lithium, Carbamazepin und Olanzapin nur allmählich wieder abklang. Insgesamt subeuphorische Stimmungslage und etwas überaktives aber insgesamt realitätsbezogenes Verhalten in Alltagssituationen.

Nach Desaktualisierung dieser Situation berichtet die Patientin: „Ich kann meine Befindlichkeit durch Phantasietätigkeit steuern. Immer wenn meine Konzentration nachläßt oder ich mißtrauisch werde und alles gegen mich gerichtet erlebe und auf mich beziehe, phantasiere ich mich in eine romantische Liebesgeschichte mit einem Mann. Zur Zeit ist es erneut der Laborleiter, es könnte aber auch mein Hausarzt sein, auf den ich alle Gefühle projiziere. Ich bin da kreativ und meine Phantasien sind sehr ausgebaut. Manchmal lege ich mich ins Bett und gehe ihnen bewußt nach. Für mich hat das Phantasieren eine positive Doppelfunktion: 1. Es hilft mir meine problematische Beziehungslosigkeit nicht zu sehr zu bedauern, 2. es gibt mir Lebensenergie und Kraft zum Arbeiten. Es hilft gegen die Psychose. Das Phantasieren ist jedoch auch gefährlich: Manchmal ertappe ich mich dabei, daß ich glaube, der Mann, auf den sich die Phantasien beziehen, liebt mich wirklich. So etwas könnte mich aus dem Gleichgewicht bringen. Dann erhöhe ich die Zyprexa-Dosierung um 2,5 oder 5 mg. Bedauerlicherweise nehmen darunter die Phantasien schneller ab als ich eigentlich möchte". Die Phantasien seien wichtig für ihre emotional-affektive Regulation. Sie beinhalteten inzwischen fast ausschließlich Liebesvorstellungen, die sich an Männer knüpfen würden, die an den dominanten und strengen Vater erinnerten, dessen Liebe sie ihr ganzes Leben zu gewinnen trachtete. So gäbe es Körperattribute oder Persönlichkeitseigenschaften an Männern, die die Liebesphantasien fördern würden. Die Liebe sei elementar, Wissenschaft nicht. Sie habe das Studium aufgegeben und wolle nun MTA werden. Im weiteren Verlauf schließt die Patientin diese Ausbildung ab, bleibt ohne Freund und nach drei weiteren Jahren der Teilnahme an der Psychosegruppe löst die Patientin sich von der Klinik „um ihr eigenes Leben selbständig zu führen".

Interpretation: Die hochsensible und hochintelligente Patientin hat über ihre rege Phantasietätigkeit, die sie aktiv einsetzt, einen Weg gefunden, sich in der Affektivität zu spüren. Das Größenselbst wird mobilisiert und wirkt einem drohenden Ich-Zerfall entgegen:

„Anders als bei der Schizophrenie, wo die vertikale Spaltung als die einzige ungeschlossene Mauer betrachtet werden kann, besteht die Trennwand der schizoaffektiven Störung aus zwei porösen Mauern mit einem ‚Niemandsland' dazwischen; in diesem Hohlraum sind diejenigen Affekte angesiedelt, die in kritischen Situationen eine Bollwerkfunktion gegen die Fragmentierung der Selbstidentität haben ... Allerdings können die Affekte bei starken Fragmentierungsgefahren in ihrem Bestreben das Identitätserleben zu retten, eine Virulenz entwickeln, die sie mit zerstörerischer Wucht gegen die Mauern des Hohlraumes prallen läßt. Die Spaltungsgrenze, die als noch hinreichend intakte Einrichtung dem psychotisch Kranken eine gewisse seelische Sicherheit gibt, bricht zusammen. Die panischen Gefühle der Auflösung des Selbst breiten sich aus. Die Affekte haben ihre Schutzfunktion verloren." (Hering 2003)

Die emotionale „Sprengkraft" wird durch mood-stabilizer und Neuroleptika gebremst, durch Weglassen derselben aktiviert. Hierunter ist sie handlungsfähig, anders als in der depressiven Erstarrung (siehe Abb. 1).

Man könnte von einer phantasieinduzierten manischen Parakonstruktion sprechen, bei der das Entwickeln intensiver Gefühle und die Mobilisierung des Größenselbst einem schizophrenen Zerfall entgegenwirkt (Hartwich, Grube 1999, 2000, 2003).

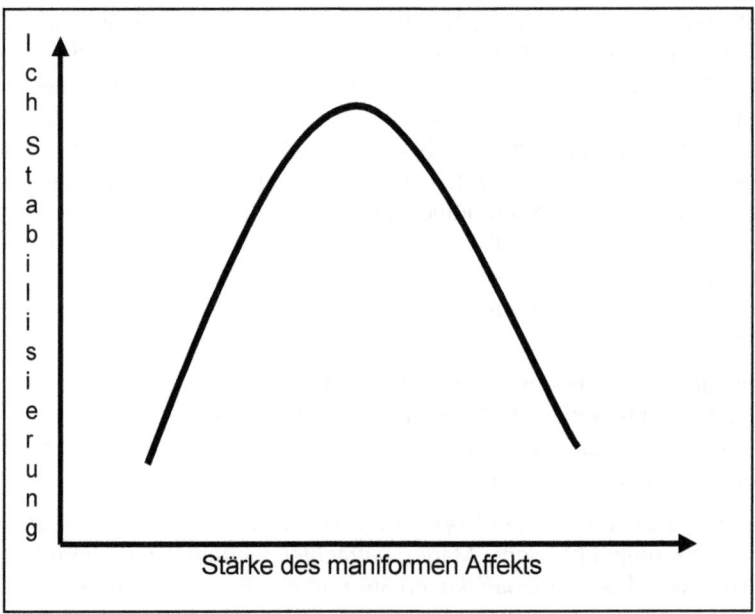

Abb. 1: *Ich stabilisierende und Ich destabilisierende Auswirkungen des maniformen Affekts*

Ein Workshop-Teilnehmer stellte eine stärker Neurosen-psychodynamisch orientierte Interpretation zur Diskussion, die beinhaltete, daß die Patientin die ödipale Konstellation nicht habe auflösen können und demzufolge keine Fortschritte habe machen können. Von einer anderen Workshop-Teilnehmerin wurde hervorgehoben, daß die Patientin eine bemerkenswerte Entwicklung gemacht habe, in der sie sich sogar vom Elternhaus als auch der Klinik gelöst habe. Sie habe dies erreicht, ohne schizophren zu dekompensieren.

3. Fall: Im folgenden Beitrag wird die Lebensgeschichte eines 27 jährigen Mannes dargestellt, der sich zuletzt 6 Wochen lang in stationärer Behandlung befand.

Psychiatrische Anamnese: Herr S. war mit etwa 15 Jahren dadurch auffällig geworden, daß er in steigender Menge vor allem an den Wochenenden Alkohol und Cannabis konsumierte. Nach Angaben der Eltern sei er jedes Wochenende völlig betrunken gewesen und habe sich im übrigen zurückgezogen, so daß die gut gemeinten elterlichen Ratschläge ihn nicht erreicht hätten.

Mit 17 Jahren habe sich erstmals eine depressive Symptomatik gezeigt, die zur Konsultation eines Psychiaters führte. Unter antidepressiver Pharmakotherapie mit einem SSRI klang die Niedergestimmtheit und der Antriebsmangel weitgehend ab, Herr S. konnte wieder am Schulbetrieb teilnehmen und schloß erfolgreich die Realschule mit der Mittleren Reife ab. Die Medikation wurde kurz darauf von ihm abgesetzt mit der Begründung es gehe ihm wieder richtig gut. Er begann eine Ausbildung als Industriekaufmann, die er engagiert betrieb.

Mit 19 Jahren verschlechterte sich sein psychisches Befinden erneut rapide. Im Rahmen einer Tablettenintoxikation in suizidaler Absicht wurde er erstmals stationär in einer psychiatrischen Klinik behandelt; dort wurde eine schwere depressive Episode diagnostiziert, gleichzeitig der Verdacht auf eine schizoaffektive Psychose geäußert. Die Symptomatik ließ sich gut behandeln, Herr S. wurde nach wenigen Wochen gebessert entlassen. Allerdings brach er seine Lehre ab und nahm Gelegenheitsjobs wahr.

Mit 20 Jahren erneut Aufnahme in einer psychiatrischen Klinik, nachdem Herr S. versucht hatte sich die Pulsadern zu öffnen, jedoch rechtzeitig gefunden wurde. In der Klinik schilderte er eine Lust- und Antriebslosigkeit sowie massive Konzentrationsschwierigkeiten. Er sei verunsichert und ratlos, Cannabis und Alkohol hätten ihm zeitweise Linderung verschafft. Wegen formaler Denkstörungen wie Gedankenabreißen und Gedankendrängen sowie fraglicher akustischer Halluzinationen (Stimmen, die über ihn reden) wurde in Kenntnis des bisherigen Verlaufs eine schizoaffektive Psychose, gegenwärtig schizodepressiv diagnostiziert. Während des 4-monatigen Aufenthaltes besserte sich die Symptomatik unter Kombination eines Antidepressivums und eines Neuroleptikums langsam. Bei der Entlassung bestand noch ein Antriebsdefizit und Insuffizienzerleben.

Mit 22 Jahren erfolgte eine erneute Hospitalisierung im Rahmen eines maniformen Zustandes mit Euphorie und erheblichem Antriebsüberschuß bei gleichzeitigem Wahnerleben. Er berichtete, sein Verhältnis zu seinem Chef sei durch göttliche Fügung bestimmt, alle Menschen in seiner Umgebung seien darüber informiert und würden darüber intensiv diskutieren. Er selbst quäle sich mit der Deutung mehrdeutiger Wörter wie „eben" herum. Unter neuroleptischer Behandlung wurde Herr S. ruhiger, brach den Aufenthalt jedoch ab. Die Empfehlungen einer längerfristigen Psychopharmakotherapie mit einem mood-stabilizer lehnte er ab.

In den folgenden zwei Jahren kam es zu einer spontanen Besserung des seelischen Befindens. Herr S. begann eine Krankenpflegeausbildung, die er mit Begeisterung und dem starken Willen, es diesmal zu schaffen anging. Um besser arbeiten zu können setzte er die Medikamente, die er immer noch niedrig dosiert eingenommen hatte, ab. Im Rahmen eines Psychiatrie-Praktikums verschlechterte sich sein Zustand erneut. Er schilderte ein Gefühl der Hilflosigkeit, habe den Schwung für die Arbeit nicht mehr, sei niedergestimmt und plage sich erneut mit Selbstmordgedanken. Er fühle sich irgendwie zurückgeworfen auf einen früheren Entwicklungszustand. Bei körperlicher Anstrengung sei seine Sicht erweitert, dann seien die Laute durchdringend und er fühle sich wie durchlässig. Psychopathologisch wurde eine erneute schizodepressive Episode im Rahmen einer schizo-affektiven Psychose beschrieben.

Die Aufnahme in der Klinik verband er mit der Hoffnung und Erwartung wieder arbeitstauglich zu werden und seine Ausbildung abzuschließen, die ihm sehr wichtig sei.

Die klinische Behandlung auf einer offenen psychiatrisch-psychotherapeutischen Station beinhaltete neben der Psychopharmakotherapie (Antidepressivum, Neuroleptikum, Valproinsäure als mood-stabilizer), Training sozialer Kompetenz, Arbeits- und Beschäftigungstherapie und adäquater körperlicher Aktivierung den Versuch einer bewältigungsorientierten Gesprächstherapie vor dem Hintergrund psychodynamischer Erkenntniszusammenhänge, die in der Folge im einzelnen schlaglichtartig beschrieben werden.

Psychodynamische Aspekte: Herr S. entstammt einer bürgerlichen niedersächsischen Familie. Die Mutter, 50 Jahre alt und von Beruf Krankengymnastin, sei „eine Glucke wie die Oma". Die Tatsache einer depressiven Erkrankung beider Frauen konnte erst durch hartnäckiges anamnestisches Nachfragen eruiert werden. Der Vater sei 52 Jahre alt und als Berufschullehrer eine angesehene Autorität. Der 3 Jahre ältere Bruder arbeite als Bankkaufmann, wohne noch bei den Eltern und habe sein Leben „perfekt geregelt."

Herr S. wuchs auf in einer Familie, in der Leistung und Funktionieren-Können Anspruch und zwingende Normalität waren. Sein dringender Wunsch „bitte wieder in den Beruf" zu kommen, war als Therapieziel verständlich, andererseits aber auch dysfunktional angesichts einer gravierenden psychischen Erkrankung mit Verschlechterungsdynamik. Die schizoaffektive Symptomatik wirkte tatsächlich wie eine „Unwucht" in einer Abwärtsspirale. Dabei rang Herr S. um Verständnis und Anerkennung innerhalb der Familie, in der er einerseits symbiotisch in einer versorgenden Mutter-Sohn-Beziehung gebunden war, andererseits Versuche der Ablösung wie Ausbruchversuche wirken. In diesem Zusammenhang erscheint der Suchtmittelmißbrauch und ansatzweise auch die psychotische Symptomatik wie der Versuch, unerreichbare quasi-autonome Lebenswelten zu erschließen und darin erweiterte Wahrnehmungen zu gewinnen und Gefühlsqualitäten zu erfahren. Sein Erleben von Lebendigkeit war in seinen Krankheitszeiten deutlich erweitert und qualitativ verändert. Andererseits war sein Bezugssystem nicht in der Lage sich in der Krankheitsbewältigung mit zu entwickeln. Er blieb der „Herausfaller", der die Normalität bedrohlich herausforderte.

In der therapeutischen Begegnung löste Herr S. Gefühle intensiver Fürsorge, Besorgnis und Schutz als Gegenübertragungsgefühle aus. Er entfaltete, dazu kontrastierend, ein erstaunliches Potential an Lebendigkeit und Kreativität und zeigte sich als eigenständige Persönlichkeit, die bei Mitarbeitern und Mitpatienten heftige Affekte auslöste, dabei aber ungeschützt wirkte. Zeigte er dabei Schwäche und Verwundbarkeit wich er schnell zurück in ein Rückzugsverhalten depressiver Färbung. Dabei war diese depressive „Parakonstruktion" insofern entwicklungshemmend, als keine Bindungskräfte entfaltet werden konnten die stabil beziehungsfördernd hätten wirken können. Im Verlauf der Behandlung vertraute er seiner Therapeutin ein Gedicht an, das er vor dem Ausbruch seiner jetzigen Krankheitsepisode geschrieben hatte:

„So wandle ich weiter um die verwunden

Über die Sonne gleiten Schatten

Doch alles scheint mit der Suche nach nichts gefunden

Das Wolkengewölk ist mir bunt aufgegangen

Und mein Herz zerzaust

Von Licht durchdrungen steht nun die Wohnung voll

In der ich einst gehaust"

Die Assoziationen innerhalb der Gruppe der Workshop-Teilnehmer waren lebendig und werden im folgenden schlaglichtartig wiedergegeben: Sein Suchen nach Leben in einer widersprüchlichen inneren und äußeren Dynamik, seine Lebendigkeit angesichts des Nichts, seine erweiterte aber nicht lebbare Wahrnehmung, sein Ringen um eine Lebenswohnung, die von ihm belebt werden kann kommen hier in gedichtet verdichteter Form zum Ausdruck. Das zerzauste Herz als Sinnbild der Vulnerabilität und Erkrankungsfolgen, sein subjektiv gescheitertes Suchen nach Sinn, der Ausblick auf ein normales sonniges Leben, das überschattet wird, das innere Zweifeln und Grübeln dieses jungen Mannes und sein Kampf um einen Lebensraum innerhalb seines Bezugssystems stellen sich wortgewaltig symbolisiert dar. Entwicklung und Reifung erscheint erschwert. Die Wohnung ist voll, verstellt, voll gestellt. Es gibt Licht und Farben auch angesichts von Wolken, und es lohnt sich danach zu suchen, auch wenn es manchmal wie eine Suche nach nichts erscheint.

Literatur

Hartwich P, Grube M (2000): Psychodynamische Aspekte bei der Behandlung schizoaffektiver Psychosen. In: Böker H (Hrsg) Depression, Manie und schizoaffektive Psychosen. Psychosozial-Verlag, Gießen

Hartwich P, Grube M (2003): Psychosen-Psychotherapie. Steinkopff-Verlag, Darmstadt, 2. Aufl.

Hering W (2003): Schizoaffektive Psychose. Psychodynamik und Behandlungstechnik. Vandenhoek & Ruprecht, Göttingen (im Druck)

HEIKE GERHARDT, DIETER SCHONE

Anamneseerhebung bei chronisch rezidivierenden psychischen Erkrankungen mit Hilfe von Life charts

Zielsetzung des Workshops:
- Problemverständnis in der Diagnostik chronisch-rezidierender psychischer Erkrankungen erarbeiten
- Life charts und Mood charts als diagnostische Instrumente kennenlernen
- Umgangspraxis mit einer Life chart gewinnen
- Wert, aber auch Grenzen des Einsatzes von Life charts beurteilen können

Ausgangssituation in der Diagnostik chronisch-rezidivierender psychischer Erkrankungen:

Im Rahmen des Workshops haben wir uns beschränkt auf die Diagnostik und Differentialdiagnostik chronisch-rezidivierender affektiver Erkrankungen.

Betrachtet man die historische Entwicklung zum Entstehen des Krankheitsbegriffes affektiver Erkrankungen, so ist sehr eindrücklich, wie die genaue Beobachtung von Krankheitsverläufen und die Differenzierung der psychopathologischen Veränderungen im Zentrum der Entwicklung diagnostischer Kategorien stand. An diesem Tatbestand hat sich bis heute in der Diagnostik affektiver Erkrankungen nichts geändert.

Schon 1913 teilte Kraeplin die Formen der Melancholie als „depressive Zustände" in das „manisch-depressive Irresein" ein, was sich später als richtungsweisend bestätigte (1).

Bleuler (1916) benannte die „3 Gruppensymptome" (depressive Trias). Hierzu zählte die „depressive Verstimmung", die „Hemmung des Gedankenganges" die „Hemmung der Zentrifugalfunktion des Entschließens, Handelns, inklusive dem psychischen Teil der Motilität".

K. Leonhardt unterschied im Gegensatz zu Kraeplin und Bleuler „bipolare und monopolare Psychosen" voneinander. Von K. Schneider und seiner Schule wurde später als Synonym für die „manisch-depressive Psychose" der Begriff der „Zyklothymie" verwandt. Diesen Begriffen lag eine Klassifikation zugrunde, die ätiopathogenetische Gesichtspunkte in bekannter Weise berücksichtigte und sich am triadischen Einteilungssystem orientierte. Insbesondere mit der Einführung der Diagnose-und Klassifikationssysteme ICD-10 und DSM IIIR (1987, 1991) wurde dies aufgehoben und atheoretische und rein deskriptive Begriffe verwandt, z. B. die depressive Episode im ICD-10. Für die gesamte Krankheitsgruppe wurde der Begriff der affektiven Störung verwendet. Bezüglich der Diagnosekriterien verweisen wir an dieser Stelle auf die bekannten Kriterien der ICD-10 und DSM IV.

Zusammenfassend kann gesagt werden, daß unabdingliches diagnostisches Instrument in der Diagnostik phasisch verlaufender affektiver Störungen die sorgfältige Anamneseerhebung ist.

Das Erfassen des zeitlichen Verlaufes der affektiven Störung stellt den Arzt, der dem Patienten oft zum ersten Mal begegnet, vor ein Problem: er sieht nur den Querschnitt der Krankheitssymptomatik, und besonders ein Patient, der, infolge seiner Erkrankung, nur eine begrenzte oder gar keine Krankheitseinsicht hat, wird ggf. nur in unzureichendem Maß über frühere Krankheitsphasen Auskunft geben können. Eine genügend sorgfältige Exploration über den Verlauf der Erkrankung und den Schweregrad einzelner Episoden nimmt viel Zeit in Anspruch und erfordert eine gute Mitarbeit des Patienten. Mood charts und insbesondere Life charts sollen als Instrumente zum Nachvollziehen des zeitlichen Verlaufs der jeweiligen Erkrankung dienen.

Life charts und Mood charts als diagnostische Instrumente

1. Mood charts

Die sogenannten Mood charts erfassen *tägliche* Stimmungsschwankungen (siehe Beispiel Abb. 1, Abb. im Anhang). Sie sind im Gegensatz zu sogenannten Life charts ein wichtiges Instrument zur Querschnittsdiagnostik und damit zur Steuerung der Akuttherapie. Bereits hier ein Hinweis auf die möglicherweise entstehende „begriffliche Verwirrung". Im Deutschen gibt es zur Erfassung des zeitlichen Verlaufes von Stimmungsschwankungen als Instrument nur den Begriff des Stimmungskalenders. Dies ist damit ein Begriff sowohl für die Mood chart als auch für die Life chart. Im Englischen kann zwischen der Life chart, wie in Abb. 1 dargestellt, zur Erfassung des Längschnitts-Verlaufes von Stimmungsschwankungen und der Mood chart zur Querschnittdiagnostik unterschieden werden. Es gibt verschiedene Mood charts, die sich insbesondere im Detaillierungsgrad unterscheiden. Es gibt solche, die innerhalb eines Tages nochmals stundenweise die Stimmungsveränderung registrieren. Der Pat. muß dazu aus unserer Sicht jedoch ein hohes Maß an Motivation mitbringen, um tatsächlich auch die Schwankungen erfassen zu können. Je nach Mood chart wird darüber hinaus festgehalten:

- Die tägliche Medikation (Dosis, Einnahmezeitpunkt)
- Ereignisse, die zu Stimmungsschwankungen geführt haben könnten
- Menstruation
- Einschätzung der Stimmung nach vorgegebener Skala
- Medikamentenspiegel
- Gewicht

Mood charts sind insbesondere zur Steuerung der Akuttherapie sinnvoll, die ein jeweils aktuelles Erfassen der Querschnittssymptomatik voraussetzen. Zur Diagnostik von rezidivierenden affektiven Störungen bzw. von bipolaren Störungen sind aber gerade Instrumente notwendig, die eine Längsschnittbeobachtung ermöglichen.

2. Life charts

Eine Life chart ist ein Instrument zum Erfassen von Stimmungsschwankungen über längere Zeiträume hinweg. Konkret gibt es z. B. eine Ein-Jahres-Life chart, oder eine Fünf-Jahres-Life chart. Wesentlich ist hierbei, daß es möglich wird, anamnestisch erhobene Angaben zu Stimmungsschwankungen im zeitlichen Verlauf darzustellen. Exemplarisch haben wir aus dem englischsprachigen Raum zwei Life charts herausgenommen (siehe Abb. 2 und 3). Im Folgenden werden wir auch noch die seit 1995 in der Klinik Hohe Mark verwendete Life chart vorstellen (siehe Abb. 4). Die Life charts haben sich in der praktischen Anwendung als ein gutes Instrument zur Längsschnitt-Diagnostik bewährt. Es können damit die zeitlichen Kriterien für die Stimmungsschwankungen und das Ausmaß der affektiven Symptomatik überprüft werden. Beides bildet dann die Grundlage zur diagnostischen Erfassung und Diagnosezuteilung nach DSM IV bzw. ICD-10. Gerade die heute vorhandenen differenzierten Therapiemöglichkeiten, insbesondere auch der Phasenprophylaxe, setzen auch eine differenzierte Diagnostik voraus. So kann die Life chart eine Hilfe sein als Instrument zur Entscheidung über die Erhaltungstherapie und insbesondere zur Festlegung der Rezidivprophylaxe.

Die von uns verwendete Life chart – in Ermangelung eines gängigen deutschen Begriffs (auch im folgenden Text) als „Stimmungskalender" bezeichnet – wird in der Klinik Hohe Mark seit 1995 verwendet (Abb. 4). Um eine möglichst große Akzeptanz auch bei schwerer gestörten Patienten zu erzielen, wurde er sehr einfach konzipiert und komprimiert die verschiedenen psychopathologischen Parameter (Stimmung, Antrieb, Aktivität) auf die einzige Dimension des Befindens.

Der Stimmungskalender wird dem Patienten ausgehändigt, wenn der Verdacht einer Diagnose einer affektiven Erkrankung gestellt worden ist. Die Pat. bearbeiten, soweit sie dazu imstande sind, den Stimmungskalender selbständig und bringen ihn ins nächste Einzelgespräch beim behandelnden Therapeuten mit. Dann wird der ausgefüllte Stimmungskalender mit dem Patienten besprochen und gegebenenfalls ergänzt, insbesondere um wichtige Lebensereignisse, die sich im zeitlichen Zusammenhang mit Krankheitsepisoden zugetragen haben, oder um die Einnahme von Medikamenten. Dabei erfolgt auch eine Differenzierung des Ausmaßes der Schwankungen, z. B. durch die Auswirkung auf die Arbeitsfähigkeit.

Fallvignette zur Diagnostik einer Bipolar I Störung (DSM IV) unter Zuhilfenahme einer Life chart

(Persönliche Daten sind aus Schweigepflichtsgründen verändert worden, insbesondere Name und Alter).

Herr Schmidt, ein 18-jähriger junger Mann, kam in Begleitung eines Angehörigen zur Sprechstunde. Er zeigte sich depressiv niedergestimmt, wobei er jedoch als führendes Symptom eine deutliche Ambivalenz und nur partielle Krankheitseinsicht zeigte. Er fühlte sich im Vergleich zu Gleichaltrigen minderwertig, zog sich ständig zurück, klagte über Konzentrationsstörungen, welche ein wiederholtes Fehlen in seiner beruflichen Ausbildung nach sich zogen. Darüber hinaus beklagte er Schlafstörungen mit Früherwachen, Ängste und Unruhe. Der junge Mann berichtete dann, daß er bereits 2001 während einer schweren Depression und nochmals Ende 2001 wegen einer Manie in der Kinder- und Jugendpsychiatrie behandelt worden sei. Es habe mehrfach einen „schnellen Wechsel" gegeben von Depression und Manie. Einmal habe er auch einen Suizidversuch unternommen, als er völlig verzweifelt gewesen sei.

Bei diesem ersten Kontakt, in dem sich der junge Mann noch sehr ambivalent bezüglich einer notwendigen Behandlung zeigte, wurde therapeutischerseits zunächst versucht, eine tragfähige therapeutische Beziehung zu etablieren und Verständnis für die Erkrankung und Motivation für die Behandlung wecken. Die Referentin besprach, daß sie beim nächsten Termin mit dem Patienten zusammen einen Stimmungskalender (entsprechend einer Life chart) erstellen wolle, und erklärte, was eine Life chart ist.

Zur großen Überraschung der Referentin brachte der Patient selbsttätig beim nächsten Termin eine „handgemalte Kurve mit Kommentaren" mit, die er zusammen mit seinen Angehörigen erstellt hatte. Herr S. berichtete dann, daß nach dem ersten Besuch er doch gedacht habe, daß man ihm vielleicht helfen könne, auch wenn er weiterhin eigentlich keine Medikamente einnehmen wolle (siehe Kurve Abbildung 5.1 und 5.2).

Gemeinsam mit ihm besprachen wir die Stimmungskurve und übertrugen diese dann in den von uns in der Klinik Hohe Mark verwendeten Stimmungskalender (Abb. 6). Dabei war deutlich, daß es sich um eine Bipolar I Störung handelte und anhand des Kurvenverlaufes wurde dem jungen Patienten deutlich, welche Auswirkungen der erneute Einsatz eines Antidepressivums bzw. insbesondere eine Rezidivprophylaxe von Lithium haben könnte. Der Pat. konnte sich dann auf eine weitere psychiatrisch-psychotherapeutische Behandlung einlassen. Es war ihm möglich, seinen Ausbildungsberuf in Kooperation mit dem Ausbildungsbetrieb zu unterbrechen, und deutlich stabilisiert konnte Herr Schmidt nach der Behandlung seine Ausbildung wieder aufnehmen. Die Einstellung auf Lithium und die gleichzeitige psychotherapeutische Behandlung führten zu einer deutlichen Stabilisierung. Insbesondere die initiale Ambivalenz und Selbstzweifel, die zunächst als Selbstunsicherheit imponierten, waren unter der Stimmungsverbesserung kaum mehr vorhanden.

Erfahrungen aus der Arbeit mit Life charts

Der Stimmungskalender bezweckt mit seiner Einteilung der Jahre in Jahreszeiten, saisonal gebundenes Auftreten affektiver Erkrankungen zu registrieren. Außerdem wäre es für die meisten Menschen eine Überforderung, sich Jahre später daran zu erinnern, wie es ihnen in einem bestimmten Monat ging.

Darüber hinaus ist der Versuch, sich auf graphischem Weg ein zutreffendes Bild vom Befinden eines Menschen in den letzten etwa 10 Jahren zu machen, doch mit erheblichen Schwierigkeiten behaftet. Der Stimmungskalender in Abbildung 7 (Name und persönliche Daten wurden geändert) zeigt einen Verlauf des Befindens, der als charakteristisch für eine bipolare affektive Störung Typ I gelten könnte. Tatsächlich handelte es sich aber diagnostisch um eine Zyklothymia auf dem Boden einer Persönlichkeit mit akzentuierten narzißtischen Zügen, wie sich aus der sorgfältigen Nachexploration ergab.

Als Fazit der Erfahrungen, die wir mit dem Stimmungskalender gemacht haben, bleibt festzuhalten:

1. Der Stimmungskalender ist in der Anwendung einfach, bedarf aber der präzisierenden Nachexploration, gerade um Details, wie z. B. kurz dauernde hypomane Nachschwankungen, zu erfassen. Keinesfalls kann allein aufgrund des Stimmungskalenders eine Diagnose gestellt werden oder darf das Ausfüllen des Stimmungskalenders die Anamnese ersetzen.

2. Für manche Patienten ist der Stimmungskalender zu schwierig. Insbesondere Patienten mit intellektuellen Schwierigkeiten, Antriebsstörungen und ausgeprägten kognitiven oder Denkstörungen können mit dem Ausfüllen des Stimmungskalenders gerade in der aktuellen Krankheitssituation überfordert sein.

3. Wir sehen die Schwankungen des Befindens, wie sie im Stimmungskalender dargestellt werden, durch die Brille der Patienten. Die Erkrankungen werden subjektiv sehr unterschiedlich erlebt und gemäß dem gefühlsmäßigen Erleben eingeordnet. Manche Patienten tendieren zu einer Dramatisierung in der Darstellung ihrer Störungen. Andererseits spielen das Selbstkonzept des Patienten und die Erfahrungen eine Rolle, wie die Umgebung des Patienten auf die Krankheitssymptome reagiert hat. Nicht zuletzt – dies wurde auch von Teilnehmern des Workshops hervorge-

hoben – ergeben sich in der Rückschau über Jahre erhebliche Verzerrungen bei der Darstellung einer psychischen Störung, so daß die angegebenen Ausschläge keinesfalls als objektives Maß für die Schwere der Symptome gewertet werden können.

4. Der Stimmungskalender ist ein sehr gutes Instrument im Kontext der Psychoedukation. Gerade bei Patienten mit chronischen Erkrankungen ist es wichtig, eine gute Grundlage zum Verständnis der Krankheit und potentiell auslösender Faktoren zu schaffen. Anhand der eigenen erstellten Stimmungskurve über einen längeren Zeitraum hinweg kann auch die Wirkung der Medikation und insbesondere der Phasenprophylaxe nachvollzogen werden in der Auswirkung auf den Krankheitsverlauf. Dies setzt aus unserer Erfahrung die Motivation des Patienten zur verläßlichen Medikamenteneinnahme deutlich herauf. Damit hat der Stimmungskalender einen wichtigen Platz im Rahmen der Psychoedukation affektiver Erkrankungen.

5. Wenn der Pat. sich in einem Zustand befindet, der psychotherapeutisches Arbeiten als sinnvoll erscheinen läßt, kann der Stimmungskalender dabei nützlich sein, indem Zusammenhänge zwischen life event und dem Verlauf der Erkrankung erarbeitet werden. Die Bedeutung bestimmter Ereignisse (z. B. der Verlust eines Elternteils oder Partners, oder berufliche Veränderungen) kann gemeinsam verstanden werden. Gegebenenfalls können pathogene Verhaltensmuster erarbeitet werden, z.B. die sich wiederholende Wahl eines suchtkranken Partners oder die Konstellation von Überforderungssituationen. Die Darstellung des Befindens in den letzten Jahren kann gerade einem depressiven Patienten den Blick dafür eröffnen, daß es in den letzten Jahren eben nicht nur Krankheitsphasen gegeben hat und daß die bisherigen Krankheitsphasen – im Fall eine rezidivierenden Depression – ein Ende hatten und damit zeitlich begrenzt – und eben nicht endlos – waren. Es geht aber auch um die Aspekte der Trauer und der Scham:

- auf fremde Hilfe angewiesen zu sein
- nicht ohne Medikamente auszukommen
- aus den Lebensereignissen ablesen zu müssen, daß diese auch die Folgen der Krankheit widerspiegeln (z. B. Beziehungsabbrüche, beruflicher Abstieg).

So kann der Stimmungskalender neben diagnostischen Funktionen auch eine Hilfe für die psychotherapeutische Arbeit darstellen.

Literatur

Laux G (2000): Anhaltende manische und affektive Störungen. In: Möller HJ, Laux G, Kapfhammer HP (Hrsg) Psychiatrie und Psychotherapie. Springer, Berlin–Heidelberg–New York.

Möller HJ, Deister A (2000): Schizophrenieähnliche Störungen und nichtorganische Wahnerkrankungen. In: Möller HJ, Laux G, Kapfhammer HP (Hrsg) Psychiatrie und Psychotherapie. Springer, Berlin–Heidelberg–New York.

Danksagung: Wir möchten Frau Petra Klosterkötter für alle kompetente und engagierte Hilfe bei den Vorbereitungen der Workshops und für ihren Einsatz bei den schriftlichen und organisatorischen Belangen herzlich danken.

Anamneseerhebung bei chronisch rezidivierenden psychischen Erkrankungen mit Hilfe von Life charts

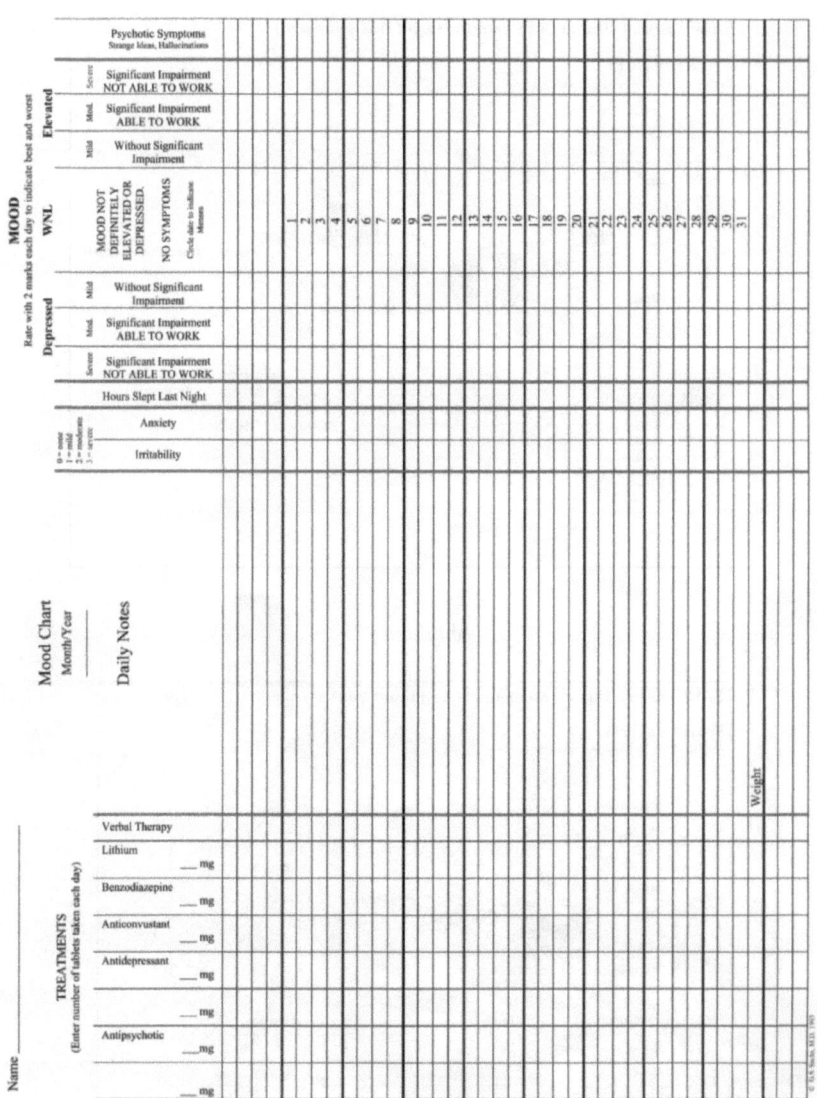

Abbildung 1

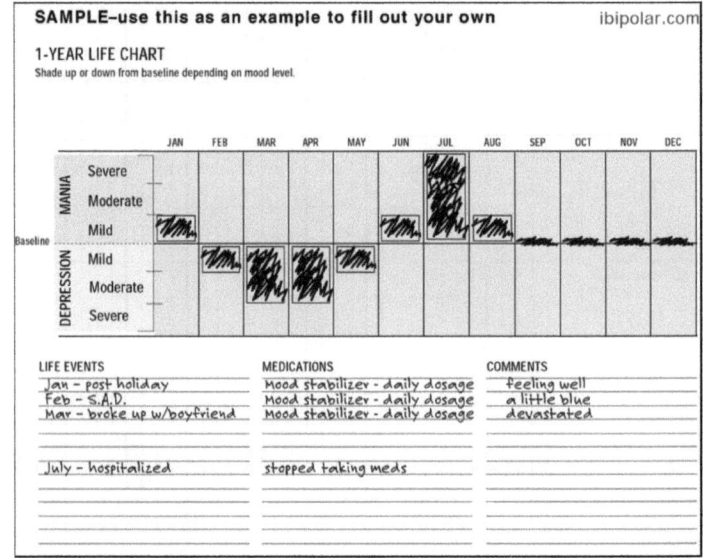

Abbildung 2

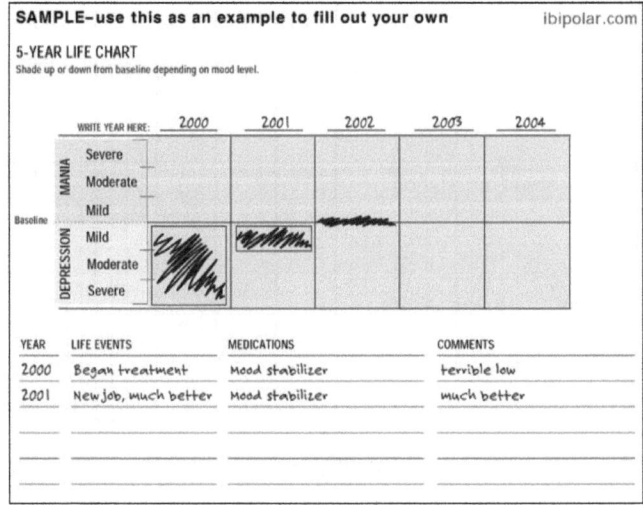

Abbildung 3

ANAMNESEERHEBUNG BEI CHRONISCH REZIDIVIERENDEN PSYCHISCHEN ERKRANKUNGEN MIT HILFE VON LIFE CHARTS

Stimmungskalender

Name: _____ Vorname: _____ Geburtsdatum: _____ Datum: _____

Bitte zeichnen Sie auf diesem Blatt Ihr seelisches Befinden (Aktivität, Stimmungslage, Lebensfreude, allgemeine innere Verfassung) in die vorgesehenen Linien ein, soweit es Ihnen für die letzten acht Jahre und ggf. auch früher erinnerlich ist und so genau es Ihnen möglich ist. Auch wenn Sie sich für einzelne Tage (z. B. 24.12.2000) an Ihr Befinden erinnern, ist dies schon hilfreich.

Die oberste Linie (+2) bedeutet etwa: „Überaktivität, übertrieben gute Stimmung, übersteigertes Selbstgefühl", die unterste Linie (-2) bedeutet etwa: „Völlige innere Lähmung, tiefe Niedergeschlagenheit, Perspektivlosigkeit." Die mittlere Linie (0) bedeutet: „Ausgeglichenheit in Aktivität und Stimmung, genügendes Maß an Lebensfreude und Zufriedenheit mit sich selbst."

Bitte tragen Sie zu den entsprechenden Zeitpunkten auch solche Ereignisse stichwortartig ein, die für Ihr Leben von großer Bedeutung waren (z. B. Abschluss der Lehre, Heirat, Geburt des ersten Kindes, Tod der Mutter, Unfall, Hausbau usw.). Auch etwaige psychiatrische Behandlungen sollten hier notiert werden.

Abbildung 4

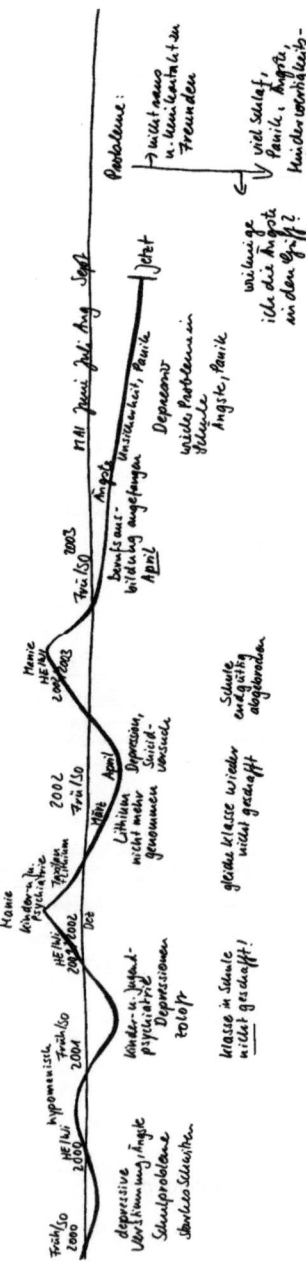

Abbildung 5

Anamneseerhebung bei chronisch rezidivierenden psychischen Erkrankungen mit Hilfe von Life charts

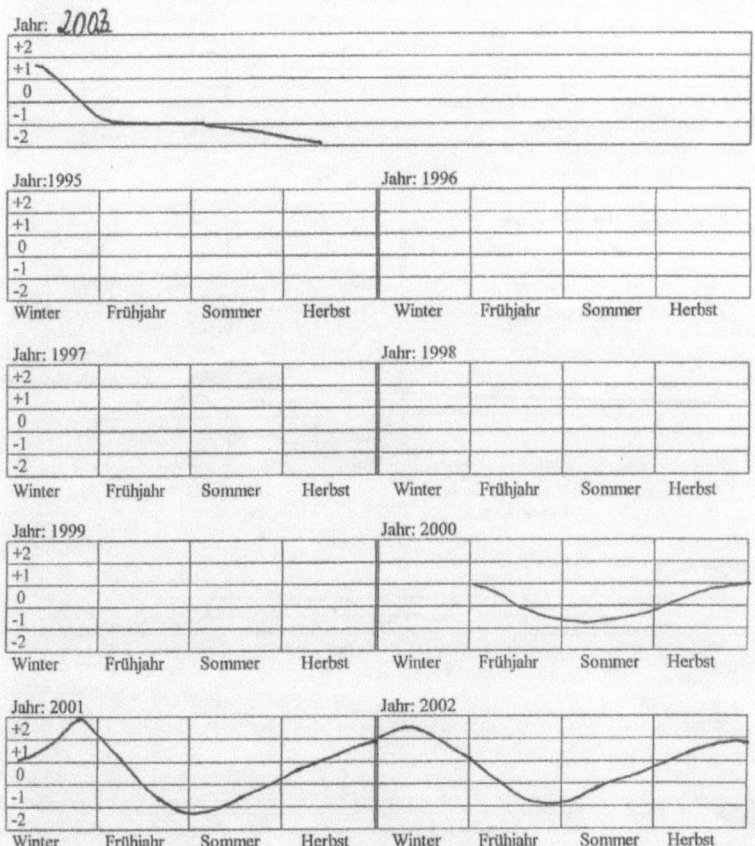

Abbildung 6

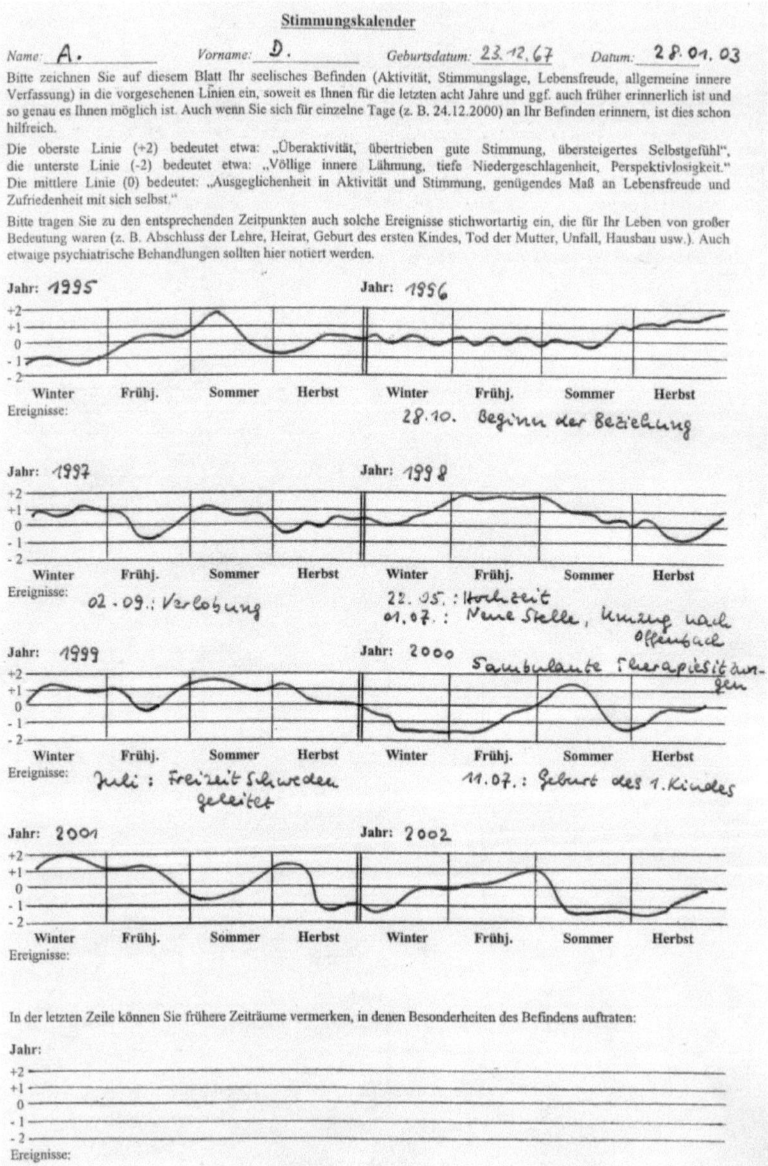

Stimmungskalender

Name: A. Vorname: D. Geburtsdatum: 23.12.67 Datum: 28.01.03

Bitte zeichnen Sie auf diesem Blatt Ihr seelisches Befinden (Aktivität, Stimmungslage, Lebensfreude, allgemeine innere Verfassung) in die vorgesehenen Linien ein, soweit es Ihnen für die letzten acht Jahre und ggf. auch früher erinnerlich ist und so genau es Ihnen möglich ist. Auch wenn Sie sich für einzelne Tage (z. B. 24.12.2000) an Ihr Befinden erinnern, ist dies schon hilfreich.

Die oberste Linie (+2) bedeutet etwa: „Überaktivität, übertrieben gute Stimmung, übersteigertes Selbstgefühl", die unterste Linie (-2) bedeutet etwa: „Völlige innere Lähmung, tiefe Niedergeschlagenheit, Perspektivlosigkeit." Die mittlere Linie (0) bedeutet: „Ausgeglichenheit in Aktivität und Stimmung, genügendes Maß an Lebensfreude und Zufriedenheit mit sich selbst."

Bitte tragen Sie zu den entsprechenden Zeitpunkten auch solche Ereignisse stichwortartig ein, die für Ihr Leben von großer Bedeutung waren (z. B. Abschluss der Lehre, Heirat, Geburt des ersten Kindes, Tod der Mutter, Unfall, Hausbau usw.). Auch etwaige psychiatrische Behandlungen sollten hier notiert werden.

Jahr: 1995   Jahr: 1996

Winter Frühj. Sommer Herbst   Winter Frühj. Sommer Herbst
Ereignisse: 28.10. Beginn der Beziehung

Jahr: 1997   Jahr: 1998

Winter Frühj. Sommer Herbst   Winter Frühj. Sommer Herbst
Ereignisse: 02.09.: Verlobung   22.05.: Hochzeit
01.07.: Neue Stelle, Umzug nach Offenbach

Jahr: 1999   Jahr: 2000   5 ambulante Therapiesitzungen

Winter Frühj. Sommer Herbst   Winter Frühj. Sommer Herbst
Ereignisse: Juli: Freizeit Schweden geleitet   11.07.: Geburt des 1. Kindes

Jahr: 2001   Jahr: 2002

Winter Frühj. Sommer Herbst   Winter Frühj. Sommer Herbst
Ereignisse:

In der letzten Zeile können Sie frühere Zeiträume vermerken, in denen Besonderheiten des Befindens auftraten:

Jahr:

Ereignisse:

Abbildung 7

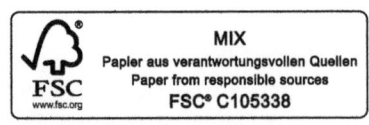

Printed by Libri Plureos GmbH
in Hamburg, Germany